SUR LE

DIABÈTE MAIGRE

DANS SES RAPPORTS AVEC

LES ALTÉRATIONS DU PANCRÉAS

PAR

A. LAPIERRE,
Docteur en médecine de la Faculté de Paris,
Ancien interne en médecine et en chirurgie des hôpitaux de Paris,
Membre de la Société clinique.

PARIS
V. ADRIEN DELAHAYE et Cie LIBRAIRES-EDITEURS
PLACE DE L'ÉCOLE-DE-MÉDECINE

1879

SUR LE

DIABÈTE MAIGRE

DANS SES RAPPORTS AVEC

LES ALTÉRATIONS DU PANCRÉAS

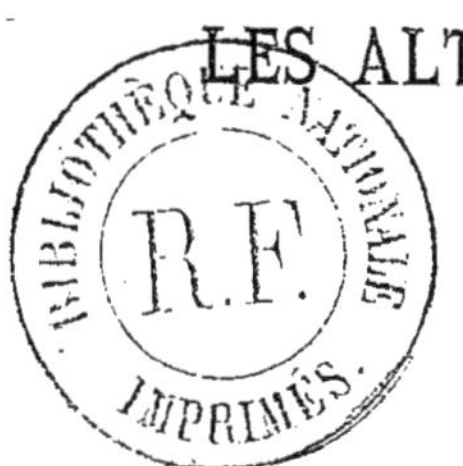

PAR

A. LAPIERRE,

Docteur en médecine de la Faculté de Paris,
Ancien interne en médecine et en chirurgie des hôpitaux de Paris,
Membre de la Société clinique.

PARIS
V. ADRIEN DELAHAYE et Cie LIBRAIRES-EDITEURS
PLACE DE L'ÉCOLE-DE-MÉDECINE

1879

LE DIABÈTE MAIGRE

DANS SES RAPPORTS AVEC LES

ALTÉRATIONS DU PANCRÉAS

INTRODUCTION.

Je me propose, dans ce travail, d'étudier une forme particulière de diabète sucré, liée aux altérations du pancréas. C'est avouer que je n'ai pas la prétention d'aborder l'étude générale du diabète, ni de discuter les nombreuses théories émises sur sa pathogénie ; mon but est de chercher simplement à éclaicir un côté encore obscur de cette grande question, qui divise toujours les pathologistes.

J'ai été précédé dans cette voie par mon éminent maître M. Lancereaux, qui le premier a cherché à démontrer que l'ensemble pathologique désigné sous le nom de diabète n'est pas une maladie univoque, mais comprend des états distincts qu'il importe de séparer : l'un d'eux paraît être lié, selon lui, à certaines lésions du pancréas. J'ai puisé largement à ses écrits, j'y ai ajouté les faits empruntés aux travaux plus récents, et j'ai voulu édifier, sur ces matériaux, la doctrine du diabète sucré d'origine pancréatique.

Je me suis efforcé d'accumuler le plus d'observations possible, et pour cela j'ai eu recours aux publications françaises, anglaises, américaines et allemandes. J'avoue avec regret que je n'ai pu me procurer la relation de faits nombreux, dus surtout à Rokitansky et à Seegen. Quoi qu'il en soit, j'espère avoir sinon élucidé cette question, du moins attiré de nouveau l'attention sur elle et sur la pathologie si peu explorée du pancréas.

Je me fais un devoir de donner ici à mon cher maître M. Lancereaux, qui a inspiré ce travail, un témoignage public de ma profonde gratitude.

Je remercie également mon ami M. Schreder, externe des hôpitaux, de la bienveillance avec laquelle il a mis à ma disposition ses connaissances de la langue allemande.

HISTORIQUE

Le premier cas de diabète sucré d'origine pancréatique que l'on trouve dans la littérature médicale remonte à 1788. Cawley, qui pour la première fois reconnut la matière sucrée dans l'urine diabétique, publia alors dans *London medical journal* une observation de diabétique avec autopsie. Les canaux pancréatiques étaient remplis de nombreux calculs.

Dans son Traité des maladies des voies urinaires (1821), Chopart, en parlant des complications du diabète, signale la possibilité des lésions du pancréas ; il rappelle l'histoire du malade de Cawley, sans en citer l'origine, mais pour lui cette affection siége dans les reins. (Traité des maladies des voies urinaires, revu par Pascal, Paris 1821, p. 45.)

Après lui, Bright relate sans le commenter un cas de diabète avec altérations du pancréas (1833). Mais il faut venir jusqu'en 1846 pour trouver la première exposition dogmatique d'une théorie sur le diabète d'origine pancréatique. Dès cette époque, le professeur Bouchardat, dont on retrouve toujours les savantes opinions à chaque page de l'histoire du diabète, émet l'idée que « l'altération du pancréas doit jouer un rôle considérable dans la production de la glycosurie. » Il rappelle les expériences de Haller et s'efforce de les répéter ; il expose ses idées, partagées par Sandras, sur la digestion des féculents par le suc pancréatique et la salive ; il explique la glycosurie qui résulte de la suppression de ces liquides, et il conclut en disant : « Je conjure les praticiens qui verront des malades atteints de diabète de ne point perdre de vue le pancréas, qui joue le rôle principal dans la digestion des féculents. » (Supplément à l'Annuaire de thérapeutique, Paris, 1846.) La route était donc toute tracée aux observateurs. Cependant, malgré cet appel de l'éminent professeur, on ne trouve plus d'étude approfondie sur la matière.

C'est ainsi que Vesselle, dans sa thèse publiée en 1852 sur le cancer du pancréas, ne pense même pas à la possibilité de symptômes diabétiques. En examinant attentivement ses observations, on voit que quelques malades ont bien accusé une soif intense. Mais on ne fait aucune mention de l'examen des urines. J'ajouterai que le plus souvent ici le cancer n'avait envahi qu'une partie de l'organe.

La même année, Moyse étudie les fonctions et les maladies du pancréas, sous la haute direction de Cl. Bernard, et il ne parle pas du diabète. Peut-être son esprit n'était-il pas dirigé dans cette voie, car son illustre maître n'avait pas sur ce sujet les idées du professeur Bouchardat.

Cl. Bernard professe, en 1855, ses leçons sur la physiologie expérimentale. Il raconte que deux diabétiques avaient le pancréas excessivement petit et atrophié ; peut-être, dit-il, a-t-on quelque raison pour placer la lésion du diabète dans le pancréas ; mais tout entier à la grande découverte de la glycosurie hépatique, il ne discute pas la théorie pancréatique. (Leçons de physiologie expérimentale ; Paris, 1855, p. 418.)

En 1856, Fauconneau-Dufresne publie un précis des maladies du foie et du pancréas, et dans les observations qu'il rapporte il n'est pas question de diabète.

Dans une étude sur le diabète (1859), Griesinger avoue que chez une de ses malades, qui mourut rapidement, le pancréas était atrophié et mou ; il pesait 2 onces et 2 drachmes, tandis que son poids normal est de 3 à 4 onces (Arnold). Mais selon lui les faits manquent encore pour établir une théorie. (Studen über Diabetes, Archiv für physiol. Heilkunde, 1859, p. 44.)

En 1862, Frerichs publie la première édition de son Traité des maladies du foie. Il rapporte une observation de cancer de la tête du pancréas, et avoue avoir constaté sur neuf autopsies de diabétiques cinq atrophies avec dégénérescence graisseuse du pancréas. Mais il a hâte d'ajouter : Il reste encore à décider s'il y a là un rapport de causalité, et de quelle nature il est.

Puis vient le cas de Harley (1862), qui relate simplement l'inflammation du pancréas avec obstruction du canal pancréatique. Il ne fait du reste aucun commentaire. La même année, Fles décrit un cas et Hartsen deux cas d'atrophie du pancréas. (Archiv. f. holl. Beitrage, III, 1862, p. 187 et 319.)

La thèse d'agrégation de Racle (1863) fait simplement mention de la possibilité de lésions pancréatiques dans la glycosurie. Plus tard, en 1864, Ancelet fait une étude des plus consciencieuses sur les maladies du pancréas. Il résume un nombre considérable de faits, surtout au point de vue anatomique et, dans les cas très-rares où il s'occupe de la symptomatologie, le diabète n'est pas en cause. La même année Besson examine quelques faits pour servir à l'étude du pancréas et il est également muet sur les symptômes diabétiques.

Recklinghausen, en 1864, rapporte deux cas d'ectasie sacciforme du conduit de Wirsung, avec atrophie du pancréas, chez des diabétiques.

Da Costa publie ensuite un mémoire sur le cancer du pancréas : il n'insiste pas sur la possibilité de troubles diabétiques. En dépouillant ses observations, on constate qu'un de ses malades était atteint de diabète, et six autres eurent une soif insatiable.

La thèse de Maigre (1866, Tumeur du pancréas) n'aborde pas cette question. Encore avoue-t-il que sa malade éprouvait constamment un besoin impérieux de boire et de manger, sans pouvoir le satisfaire.

Dans son article magistral sur le diabète (1869), le professeur Jaccoud cite parmi les lésions les cas d'atrophie du pancréas. Mais en raison du petit nombre de faits observés il n'y attribue qu'une mince valeur. Encore faudrait-il prouver selon lui que cette atrophie ne constitue pas une lésion contingente, au même titre que les altérations des reins et du foie. Dans son Traité de pathologie interne, il expose la théorie pancréatique du diabète, de Popper, mais il la considère simplement comme une ingénieuse hypothèse. (Jaccoud, in Nouveau dict. de méd. et de chir. pratiques, art. Diabète, 1869.)

Klebs (1870) rapporte un cas d'atrophie du pancréas chez un diabétique qu'il a vu avec Munk. Pour cet anatomiste, ce sont là des lésions secondaires la plupart du temps. On les observe surtout chez les vieillards, chez les individus qui meurent dans le marasme, chez les paralytiques et les idiots.

Harnack trouve, en 1873, le pancréas d'un diabétique complétement dégénéré, granulo-graisseux. Sylver, cette même année, décrit une altération identique ; il ajoute que cette lésion a été bien rarement signalée; mais selon lui Rokitansky sur 30 autopsies de diabétiques a rencontré 20 fois le pancréas considérablement diminué de volume. J'ignore si, avec cette statistique relativement considérable, le professeur de Vienne a cherché à dégager de ces faits la forme du diabète à marche rapide.

En 1874 apparaissent les recherches de Pink et de Heidenham, qui mettent hors de doute l'existence de la glycosurie de provenance pancréatique. Ils expriment sous une autre forme les idées émises dès 1846 par le professeur Bouchardat. (Zur Lehre von Diabetes mellitus, diss. inaug., Konigsberg, 1874.)

Seegen, qui avait déjà publié des travaux considérables sur le diabète dans les Archives de Virchow, écrit en 1875 un traité du diabète; en parlant de l'anatomie pathologique de cette affection, il cite différents cas d'atrophie du pancréas (dégénérescence graisseuse, atrophie, calculs). (Der Diabetes mellitus, Berlin, 1875, p. 138.)

Le professeur Bouchardat donne au public, en 1875, son important traité *De la glycosurie ou diabète sucré*. Il rappelle ses théories sur le diabète d'origine pancréatique. Il cite un cas d'atrophie et un cas de cancer de cette glande. Il revient fréquemment sur cette théorie qu'il discute longuement et que nous exposerons avec la pathogénie de l'affection qui nous occupe.

Le Dr Klein publie, en 1876, un article sur le diabète dans la *Revue des sciences médicales;* il rappelle que Seegen a trouvé 15 fois l'atrophie du pancréas sur 30 autopsies de diabétiques (Klein, *Du diabète sucré*, in *Revue des sciences médicales*, 1876, t. VII, p. 782.)

En 1877 apparaît le *Traité du diabète* de M. Lécorché; pour lui le diabète essentiel est une névrose du foie ; il tient à une excitation centrale ou périphérique des éléments nerveux qui président au fonctionnement de cet organe ; mais il admet un diabète symptomatique se manifestant dans le cours d'affections diverses. Il pense, surtout après les travaux de Pink et Heidenhain, que la fréquence des altérations du pancréas doit jouer un rôle de premier ordre dans l'explication de la pathogénie du diabète. Dans un travail antérieur sur la cataracte diabétique (1861), il avait déjà rapporté un cas d'altération du pancréas ; il admet sans conteste la possibilité de la glycosurie pancréatique ; peut-être cette glycosurie simple peut-elle devenir plus tard diabétique ; c'est à l'avenir, dit-il, qu'il appartient de résoudre ce problème de clinique difficile (Lécorché, *Traité du diabète*, Paris, 1877, p. 80 *et passim*).

Si l'on jette un coup d'œil rétrospectif sur l'ensemble de ces travaux, on constate qu'on a négligé l'examen des urines, même lorsqu'il existait quelques symptômes qui auraient dû conduire à cet examen. D'un autre côté, dans l'autopsie des diabétiques, on n'a pas fait d'examen sérieux du pancréas, dont les lésions sont si peu connues que l'attention n'est pas, en général, fixée sur cet organe. Lorsqu'on a trouvé des altérations de cette glande, un petit nombre d'auteurs, après le professeur Bouchardat, a bien cru à la possibilité d'un diabète d'origine pancréatique, mais personne n'a cherché si à ces lésions se liait une forme *sui generis* de diabète, à allures et à évolution spéciales, justiciable d'une thérapeutique à part.

C'est à notre éminent maître, M. Lancereaux, que revient l'honneur d'avoir fixé le premier l'attention sur ce sujet et d'avoir dégagé de ces faits la notion précise du diabète maigre. En 1877, il présente à l'Académie une note où il démontre qu'il existe un diabète sucré lié aux altérations du pancréas ; il conclut de ses observations, jointes à celles de ses devanciers, qu'il s'agit là d'une forme particulière de diabète caractérisé par un début brusque, par un amaigrissement considérable avec polydipsie et polyphagie, par des déjections alvines spéciales et surtout par une évolution rapide. Cette année, M. Lancereaux a fait à l'hôpital de la Pitié des cliniques que nous avons recueillies et qui seront publiées ultérieurement; il est revenu sur ce sujet qu'il a savamment développé dans tous ses détails. C'est surtout aux travaux de notre maître que nous ferons les plus larges emprunts.

J'ajouterai, pour être complet, que Goodmann a publié, en 1878, un cas de diabète avec altérations du pancréas; enfin, récemment, notre collègue M. Gille a présenté à la Société anatomique le pancréas d'un diabétique où on observait des lésions d'atrophie, consécutives à la présence de nombreux calculs.

ANATOMIE PATHOLOGIQUE.

Les altérations du pancréas observées à l'autopsie des diabétiques sont, en général, des lésions d'atrophie, que ce processus soit primitif, c'est-à-dire sans cause à nous connue, ou qu'il soit secondaire, et alors il résulte le plus souvent de la rétention du suc pancréatique. Dans les observations que nous avons recueillies, il existe, en outre, un cas d'inflammation aiguë et deux cas de cancer. Quelle que soit, du reste, la lésion, elle a toujours eu pour résultante atale la suppression totale de la fonction de l'organe.

Avant d'entrer dans la description de ces lésions, je dois exposer ici le résumé des cas que j'ai pu réunir et des faits simplement cités dans la littérature médicale.

J'ai trouvé environ 60 cas de lésions diverses du pancréas chez des diabétiques. J'ai réuni 15 observations ainsi réparties : atrophie simple, 6 cas; atrophie avec calculs, 6 cas; tumeurs diverses, 3 cas. Les auteurs qui rapportent des cas d'atrophie sans les détailler sont : Bouchardat, 1; Cl. Bernard, 2; Griesinger, 1; Frerichs, 5; Fles, 1, et Hartsen, 2. Je trouve, en outre, Rokitansky, cité par Sylver, avec 20 cas; Seegen, par Klein, avec 15, et enfin Rayer, Skoda et Fleckles, cités par le professeur Jaccoud, avec 1 cas chacun.

J'étudierai successivement l'atrophie simple ou primitive, àlaquelle se rattache la dégénérescence graisseuse des cellules épithéliales des acini; l'atrophie consécutive à l'obstruction des conduits pancréatiques; enfin je passerai brièvement sur l'inflammation et le cancer du pancréas.

ATROPHIE SIMPLE OU PRIMITIVE.

Le pancréas offre une diminution de volume plus ou moins marquée ; parfois l'organe est si petit qu'on ne le retrouve pas dans la cavité abdominale ; de ses débris, il ne reste qu'une simple masse de tissu conjonctif. D'autres fois, on le trouve à grand'peine ; aussi s'explique-t-on qu'il ait pu échapper à l'autopsie lorsqu'on ne le cherche pas de dessein préconçu. Cette atrophie complète des acini est tantôt générale, et tantôt elle porte sur certaines parties de l'organe. La queue de la glande peut être seule atrophiée, réduite à une simple masse blanchâtre, dure, fibreuse ou, à l'œil nu, on ne retrouve plus aucune apparence glandulaire, mais simplement l'extrémité du canal pancréatique, plus ou moins irrégulier de forme et de volume ; ce canal peut même disparaître complétement. Il est possible de voir aussi l'atrophie envahir le tiers moyen du pancréas (Lancereaux), en sorte que dans sa totalité il forme deux masses reliées entre elles par une portion retrécie, aplatie, rubanée ou presque filiforme, couchée au devant de l'aorte ; on y découvre à peine les vestiges du canal excréteur. La tête est plus souvent respectée, même lorsque le reste de la glande est atrophié ; en général, elle n'est atteinte que lorsque la lésion porte d'emblée sur tout l'organe.

Lorsque toute trace de tissu glandulaire a disparu, le pancréas peut être réduit à une membrane lâche, contenant les gros troncs vasculaires. On n'aperçoit plus rien des conduits excréteurs, pas même du conduit principal ; à peine le retrouve-t-on perméable près de l'ampoule de Vater. Ordinairement l'altération est moins avancée ; la glande alors est petite, diminuée de volume ; mais, quelque réduction qu'elle ait subie, elle garde ses proportions normales. Son tissu est d'apparence blanchâtre ou jaunâtre ; quelquefois on ne trouve rien que d'ordinaire à la surface, et les lésions ne sont décélées que par le microscope ; sa consistance, parfois normale, d'autres fois est ferme, cartilagineuse et même pierreuse en certains points (calcification). A la coupe on retrouve l'apparence glandulaire, sinon dans toute l'étendue du moins dans quelques départements de l'organe

Selon ces différentes altérations le canal pancréatique est plus ou moins atteint. Il peut rester perméable dans toute son étendue : les troubles sécrétoires ne s'expliquent alors que par une dégénérescence totale des cellules de la glande. Le plus souvent sa lumière est amoindrie, supprimée même ; tantôt il a disparu sur tout son parcours ; on ne le retrouve plus que près du canal cholédoque, où sa face interne est revêtue d'une couche mince d'épithélium cylindrique ; tantôt il est retréci au niveau de la seule partie atrophiée de l'organe ; un stylet introduit par l'ampoule de Vater est arrêté dans la région qu'étrangle le tissu sclérosé. Dans cette forme d'atrophie on ne constate pas en général la dilatation sacciforme ou kystique que nous étu dierons à propos des calculs ; cela va de soi, si l'on considère que l'obstruction du conduit se fait lentement, alors que le tissu glandulaire en amont du rétrécissement est déjà devenu impropre à toute sécrétion.

Maintenant que nous avons fait l'étude macroscopique de l'atrophie du pancréas, pénétrons plus avant dans ces lésions, avec le microscope, et recherchons-en le processus formateur. Il serait difficile souvent de dire quel élément a été le premier malade. Probablement, ici comme dans tout organe, la cause première, selon une loi d'anatomie et de pathologie générales, fait sélection de l'épithélium ou de la trame conjonctive. Aussi à l'autopsie trouve-t-on tantôt l'un, tantôt l'autre altéré et le plus souvent tous les deux, parce qu'il n'est jamais donné d'assister au début de la lésion.

Il est des cas où on constate une dégénérescence graisseuse de l'épithélium glandulaire; cette dégénérescence peut même être généralisée à tout l'organe, à ce point qu'on n'en retrouve plus les éléments (Sylver); ceux-ci sont parfois remplacés par du tissu cellulo-adipeux qui se développe dans la charpente fibreuse, autour des vaisseaux et des conduits. Il en résulte que ce tissu nouveau reproduit plus ou moins exactement la forme de la glande ; et à l'autopsie on trouve une masse de tissu adipeux ayant les dimensions, le siége et la configuration du pancréas (Harnack, Cornil et Ranvier). Dans un cas il existait en même temps quelques points de calcification.

Mais le plus souvent c'est l'altération de la trame conjonctive qui domine. Au début il existe un simple épaississement des cloisons interlobulaires; cette prolifération du tissu connectif croissant, les épithéliums deviennent granulo-graisseux et s'atrophient; ils sont étouffés par cette néo-formation, puis disparaissent, en sorte qu'on ne trouve plus les éléments glandulaires, si ce n'est parfois quelques îlots d'acini clair-semés dans du tissu cellulo-adipeux ou fibreux. Ces lésions peuvent être rapprochées de celles que présente le foie dans l'hépatite interstitielle. On conçoit que l'atrophie du pancréas résulte fatalement de l'organisation de ce tissu conjonctif; on comprend également comment tous les éléments nobles peuvent disparaître dans cette sclérose, de façon à ne plus laisser de la glande qu'une coque fibreuse.

Étudier l'étiologie de ces lésions, ce serait faire toute la pathologie du pancréas, ce qui nous entraînerait loin de notre sujet. J'aurai du reste dit à peu près tout en avouant que ces causes sont des plus obscures.

ATROPHIE CONSÉCUTIVE A L'OBLITÉRATION DU CANAL PANCRÉATIQUE.

Le volume du pancréas est proportionné au degré d'atrophie qu'il présente, mais surtout à la dilatation plus ou moins grande de ses conduits par la rétention du suc pancréatique. Dans les cas que j'ai pu réunir, jamais la glande n'a été, comme dans l'atrophie simple, réduite à sa plus simple expression. Une fois, cependant, elle était mince, aplatie, rubanée et considérablement diminuée de volume (Lancereaux). Plus fréquemment elle garde sa forme ordinaire, elle présente des renflements kystiques de volume variable. C'est ainsi que dans un cas il existait une tumeur plus grosse qu'une orange (Goodmann); une autre fois elle avait presque le volume d'une tête d'enfant (Recklinghausen).

La forme de ces kystes est sphérique; leurs rapports varient selon le siége qu'ils occupent dans le pancréas, tantôt à gauche du rachis, tantôt sur la ligne médiane, au-dessous et en arrière de l'estomac; d'autres fois ils en compriment la grande courbure, ou bien ils s'enfoncent sous le méso-côlon transverse. Les vaisseaux spléniques ne semblent pas en général souffrir de la présence de cette tumeur à laquelle ils envoient des rameaux vasculaires; parfois cependant la veine est légèrement aplatie. Nous étudierons plus loin comment se comportent les ganglions et les organes voisins. L'enveloppe du kyste peut se continuer avec la partie supérieure de l'atmosphère du rein gauche. Dans quelques cas, il existait autour de la glande comme dans son parenchyme du tissu connectif de nouvelle formation, qui agglutinait la tête du pancréas avec le duodénum, le côlon transverse et même les vaisseaux voisins.

Avec ces kystes, la tête ou une partie du corps de la glande persiste, plus ou moins atrophiée ; mais le parenchyme qui entourait primitivement cette cavité disparaît en général, en sorte qu'on ne retrouve plus de cet organe que l'enveloppe fibreuse du kyste. Cette enveloppe est ferme, rigide, ne s'affaisse pas sur elle-même. Dans un cas elle était si indurée que le scalpel l'entamait difficilement. L'épaisseur est en général assez considérable ; à la coupe elle est tantôt blanchâtre, tantôt grise ou ardoisée ; elle est formée de couches superposées de tissu conjonctif. Sa face interne est le plus souvent unie, lisse ; cependant dans une autopsie Recklinghausen y constata la présence de plaques blanchâtres, saillantes, analogues à des plaques d'endartérite, à ce point qu'il se demanda un instant s'il n'avait point affaire à une cavité anévrysmale. Dans son intérieur on trouve un liquide blanchâtre ou jaunâtre, ou encore jaune verdâtre, trouble, visqueux, analogue à du blanc d'œuf. Ce liquide tient parfois en suspension des cristaux (cholestérine et aiguilles de graisse), ou des corps composés de phosphate et de carbonate de chaux ; d'autres fois encore il laisse un dépôt blanchâtre, qui se présente au microscope sous forme de masses granuleuses, avec des cellules rondes et des débris de cellules. Lorsque ce liquide s'échappe, on a pu voir à la face interne de l'enveloppe une couche gélatineuse, épaisse, d'un brun sale piqueté de noir. Dans un cas il existait un corps dur, arrondi, du volume d'une prune, attaché à la paroi par un pédicule court, fibreux. On y trouve en outre des calculs que je décrirai plus loin.

Le canal pancréatique revêt des aspects divers qu'il est important d'étudier. La plupart du temps il offre une dilatation assez considérable, soit générale, soit partielle; lorsqu'elle était régulière on a pu comparer son calibre à celui de l'uretère (Lancereaux); d'autres fois elle est sacciforme, comme dans le fait de Recklinghausen. Généralement, lorsque l'atrophie est très-marquée, il existe à côté de ces dilatations des atrésies du canal, surtout à son embouchure dans l'empoule de Vater, au niveau du col et dans la queue de l'organe, où ce canal devient souvent imperméable. Dans les cas de kyste, il peut communiquer avec la cavité, dont il est toujours alors séparé par un calcul, ou bien il se termine irrégulièrement et en s'effilant sur la paroi de ce kyste. Le canal secondaire et les branches de division présentent ordinairement les mêmes phénomènes d'ectasie. La face interne de ces canaux est lisse, blanchâtre; parfois elle est criblée de vacuoles (Recklinghausen), ou on y trouve de petites poches renfermant des calculs. Elle est tapissée par une couche de cellules plates, très-minces, à bords irréguliers, munies d'un noyau ovalaire aplati (Cornil et Lépine). Ils peuvent contenir du liquide analogue à celui des kystes; mais ils renferment surtout et toujours de petits corps qui doivent arrêter notre attention, car ils jouent un rôle considérable dans la question qui nous occupe, j'ai nommé les calculs du pancréas.

Les calculs du pancréas sont parfois très-nombreux : il est plusieurs cas où la substance glandulaire en était totalement infiltrée; souvent on en observe beaucoup moins, parfois même il n'en existe que deux ou trois, mais alors de volume plus considérable; c'est ainsi qu'un calcul mesurait 4 centimètres, de longueur (Recklinghausen). Ordinairement ils sont environ de la grosseur d'un pois. Tantôt régulièrement arrondis ou fusiformes, ovoïdes, cylindriques et couchés le long du canal, tantôt, mais plus rarement, ils sont anguleux et irréguliers. Dans un cas, le calcul volumineux était formé d'un axe central, occupant le canal de Wirsung, et sur cet axe venaient converger de petits calculs émanant des branches du conduit. Parfois lisses, le plus souvent leur surface est rugueuse, finement grenue, couverte d'arêtes ou d'aspérités; cet aspect peut résulter de l'agglomération de petits calculs en un seul. Ils ont une coloration blanche ou grise; ils sont légers et cassants, parfois friables, généralement composés de carbonate de chaux, rarement de phosphate. Ils siégent surtout dans le conduit principal, parfois dans les bouches de bifurcation.

Après cet examen des faits observés, il est bien évident que la dilatation des canaux pancréatiques est due à la présence de ces calculs qui, obstruant les conduits excréteurs, produisent la rétention du suc pancréatique, partant le refoulement du tissu glandulaire. Cette rétention explique encore la dilatation sacciforme, qui est la première phase de la dilatation kystique. Aussi les kystes du pancréas sont-ils généralement considérés comme des kystes par rétention, bien que parfois on n'ait pas retrouvé l'abouchement d'un conduit excréteur dans leur cavité.

Autour de ces canaux, plus ou moins dilatés, le tissu pancréatique offre une atrophie variable. Tantôt il est dur, ferme, et le microscope n'y retrouve plus que du tissu conjonctif; tantôt il est mou, gras et formé de tissu cellulo-adipeux; à peine existe-t-il encore çà et là quelques lobules glandulaires altérés, parfois transformés en granulations moléculaires grisâtres ou graisseuses. (Lancereaux.)

Ces lésions sont passibles de différentes interprétations. Recklinghausen pense qu'il s'agit là d'une inflammation chronique, provoquée par la présence des calculs ; on a même expliqué l'atrophie par la pression des seules concrétions sur la substance parenchymateuse. Mais en général on attribue cette lésion à la distension considérable des conduits par le suc pancréatique, d'où résulte l'étouffement des acini. Elle se produit ici comme dans tout organe qui a subi une compression prolongée : telle la néphrite interstitielle qui résulte d'un obstacle au cours des urines.

Quant aux causes qui président à la formation des calculs, elles n'ont pas encore été étudiées. Selon Rokitansky, ils naîtraient dans un conduit préalablement dilaté par d'autres lésions. Quelque intéressante que puisse être cette étude, elle est encore environnée d'obscurité.

LÉSIONS DIVERSES DU PANCRÉAS.

Les autres lésions qui ont pour conséquence la production de symptômes diabétiques sont moins intéressantes en elles-mêmes que parce qu'elles ont pour résultat l'obstruction du canal pancréatique, partant l'atrophie graisseuse de l'organe. Leur rôle est donc mécanique avant tout.

C'est surtout le cancer du pancréas qui est ici en cause. Dans le cas de Frerichs, la tête de l'organe était infiltrée de substance cancéreuse ; dans l'intérieur de cette masse on apercevait des cavités kystiques, dépendant du canal de Wirsung, et le reste du pancréas épargné par le cancer était considérablement atrophié. Chez le malade de Bright, la tête du pancréas constituait une tumeur globuleuse, dure, à laquelle adhéraient les organes voisins ; le reste de la glande était également dur, cartilagineux au toucher. Dans l'observation de Harley, on signale de même l'augmentation de volume de la tête du pancréas, dans laquelle siégeait un abcès. Mêmes phénomènes mécaniques de compression sur les canaux pancréatiques et cholédoque, et dilatation des voies biliaires, ictère et ectasie considérable des canaux pancréatiques. Il en était probablement de même dans le cas de cancer du pancréas que le professeur Bouchardat a constaté : je regrette de n'avoir pu m'en procurer la relation.

Si on analyse ces descriptions, on en tire cette conlusion que le néoplasme, quelle que soit sa nature, comprimait le canal de Wirsung à sa terminaison ; il en résultait les mêmes désordres que j'ai décrits dans l'atrophie consécutive à la présence de calculs. Et ces tumeurs remplissent si bien un rôle mécanique, que chaque fois l'ictère a été l'un des symptômes prédominants ; phènomène tout naturel, si on se rappelle que le canal cholédoque s'adosse au canal de Wirsung pour traverser l'extrémité droite du pancréas avant de se jeter dans l'ampoule de Vater. Toute tumeur qui siége à la tête du pancréas peut donc comprimer à la fois ces deux canaux et le conduit pancréatique secondaire. De même une masse cancéreuse du duodénum peut amener des résultats analogues, lorsqu'elle siége au voisinage de l'ampoule de Vater (Rokitansky).

On ne trouve pas dans la science d'autres observations de diabète avec tumeur du pancréas. Encore faut-il avouer que la plupart des auteurs qui ont écrit sur ces tumeurs n'ont fait aucune recherche sur les urines ; puis il est une circonstance qui paraît d'une haute importance, c'est que dans les observations que j'ai parcourues le cancer n'avait en général envahi qu'une partie de l'organe, la queue en particulier. Peut-être le reste de la glande suffisait-il à la digestion pancrétique ; on s'expliquerait ainsi comment un malade peut être atteint de tumeur du pancréas sans avoir des symptômes de diabète. Mais il faut avouer qu'il y a encore ici une inconnue à éliminer.

De cette analyse il résulte que chez tous les malades observés le suc pancréatique n'a pu continuer à concourir à la digestion. Cette suppression de la sécrétion était tantôt organique, et alors elle était due à une lésion généralisée des cellules, ou à leur étouffement par le stroma sclérosé ; tantôt elle était d'ordre mécanique, et alors elle avait pour cause un obstacle à la circulation du suc pancréatique (calculs, tumeur, abcès). Et cette suppression absolue semble nécessaire à la production du diabète ; toute tumeur qui ne siége pas à la tête du pancréas de manière à fermer le canal de Wirsung à sa terminaison, toute atrophie ou dégénérescence qui n'arrête pas totalement la sécrétion, ne semblent pas pouvoir produire ces désordres. L'abolition absolue de la fonction pancréatique paraît être la condition *sine qua non* du diabète pancréatique.

LÉSIONS CONCOMITANTES.

Je n'ai pas l'intention d'exposer ici toutes les lésions qu'on observe dans le diabète. Cette énumération serait une compilation sans intérêt pour le sujet qui nous occupe. Je veux simplement appeler l'attention sur les lésions secondaires, qui paraissent plus fréquentes dans le diabète pancréatique.

Poumons. — Dans le plus grand nombre des cas, on les a trouvés envahis par des noyaux de pneumonie caséeuse qui se sont développés à la dernière période de la maladie. Ces lésions méritent une description à part, car elles n'ont pas une physionomie vulgaire.

Généralement les sommets sont intacts, les altérations siégent plutôt à la base du lobe supérieur ou dans le lobe moyen, et cela dans les deux poumons, sans prédominance sur l'un des organes. D'autres fois elles envahissent le lobe inférieur. Tantôt ce sont des amas de granulations qui infiltrent une partie du parenchyme ; elles siégent dans un tissu condensé, sclérosé et parfois infiltré de pigment, ce qui lui donne une apparence grenue ou marbrée ; ces petites masses lenticulaires sont blanchâtres ou jaunâtres, et leur surface de section est comme chagrinée. Plus fréquemment ce sont des masses caséeuses en voie de ramollissement, siégeant surtout dans le lobe moyen, au voisinage du hile, ou encore à la base du lobe supérieur ; ces masses, qui parfois ont plusieurs centimètres d'étendue, sont jaunâtres, à section granuleuse, piquetée de noir ; ramollies, elles forment des cavernes plus ou moins considérables, contenant un magma épais, blanchâtre ou jaunâtre. Dans un cas, le foyer était devenu gangréneux. Autour de ces cavernes on retrouve une infiltration de noyaux caséeux, le tout siégeant dans un tissu sclérosé. Parfois à l'autopsie on n'aperçoit plus que le reliquat d'anciens foyers caséeux, sous forme de cicatrices plus ou moins étendues. Dans le lobe inférieur, il existe tantôt de l'emphysème, tantôt de la congestion hypostatique et même des tractus fibreux, blanchâtres ; on y a même trouvé des noyaux de pneumonie lobulaire disposés en forme de coin, comme les infarctus ; ramollis, brunâtres à leur centre, plus consistants à leur périphérie, ils étaient de la grosseur d'un marron ; à côté d'eux on en voyait d'autres moins volumineux (Lancereaux). Dans le cas de Bright, il y avait près de la base un abcès du volume d'une olive. Les bronches, généralement saines, présentaient dans un cas quelques petites ulcérations. Rien d'anormal aux ganglions bronchiques.

Somme toute, les lésions caséeuses paraissent être les plus fréquentes ; cependant, en présence d'une nombre de faits aussi restreint, il serait téméraire d'affirmer que les tubercules ne se rencontrent pas aussi souvent.

Les plèvres sont ordinairement enflammées au niveau des foyers caséeux du poumon. Le plus souvent c'est une pleurésie sèche, circonscrite, limitée à la seule région envahie par l'altération pulmonaire, sans tendance à la généralisation. On trouve alors des fausses membranes d'étendue et d'épaisseur variables, qui fixent le poumon à la plèvre costale ou diaphragmatique ; mêmes adhérences anciennes accolent les deux lobes d'un même poumon. D'autres fois ce sont des lésions de pleurésie récente : le poumon est couvert de membranes minces, peu adhérentes, ou d'une légère couche de fibrine gélatiniforme. Dans la cavité pleurale existe de la sérosité en petite quantité. Dans un cas où la gangrène d'une caverne avait envahi la plèvre, il existait une pleurésie suraiguë (Recklinghausen).

Estomac. — Les auteurs sont presque unanimes sur les lésions de la muqueuse stomacale. Tantôt le ventricule est très-contracté et tantôt il est au contraire dilaté. Sa muqueuse est recouverte d'un muscus épais, visqueux et adhérent. Çà et là apparaissent des plaques de vascularisation, des érosions hémorrhagiques ou une coloration ardoisée, surtout dans la région pilorique. Ses tuniques, surtout la muqueuse, sont épaissies et hypertrophiées. Au voisinage du pylore les glandes sont saillantes, manifestement hypertrophiées (Lancereaux).

Intestin. — Le duodénum, comme l'estomac, est fréquemment injecté, vascularisé, et même boursouflé ; ses glandes sont parfois saillantes et hypertrophiées. Je ne cite que pour mention les ulcérations cancéreuses lorsqu'il existe dans le pancréas une tumeur de cette nature.

Dans le jéjunum et l'iléon, on ne constate que rarement des lésions de catarrhe intestinal. Recklinghausen cite deux cas d'ulcérations tuberculeuses ; chez le malade de Frerichs, le gros intestin, et surtout le rectum, était rouge, boursouflé.

Foie. — Dans la presque totalité des cas le foie est congestionné, ses capillaires sont injectés et il existe une augmentation de volume de l'organe. Les branches de la veine porte sont parfois d'un calibre considérable. En même temps les canaux excréteurs de la bile sont dilatés, la vésicule est remplie d'une bile épaisse et noirâtre, parfois comme du goudron. Elle était dans un cas si volumineuse qu'elle formait une tumeur très-perceptible pendant la vie. Tous les canaux biliaires du foie sont gorgés, à ce point que dans le cas de Frerichs on sentait leur fluctuation à travers la substance hépatique. A leur abouchement dans l'ampoule de Vater il existe ordinairement un rétrécissement assez considérable de leur lumière qui explique cette rétention. Il ne faut pas perdre de vue qu'à ce niveau le canal cholédoque est accolé au canal de Wirsung, et que tous deux subissent l'influence des lésions de la tête du pancréas. De même les calculs accumulés à la terminaison du canal cholédoque peuvent comprimer le canal de Wirsung, et amener, selon Rokitansky, son rétrécissement.

La rate est le plus souvent volumineuse, hyperémiée.

Ganglions lymphatiques. — Les ganglions qui sont au voisinage du pancréas et les ganglions semi-lunaires étaient dans deux cas hypertrophiés ; leur consistance était médullaire, leur teinte jaunâtre, leur apparence lardacée à la coupe (Lancereaux).

Reins. — Dans les cas où ils ont été examinés ils étaient congestionnés et présentaient à un faible degré des lésions de néphrite conjonctive : adhérences de la capsule, atrophie des pyramides, kystes, etc. Dans un cas cependant les épithéliums avaient subi la dégénérescence graisseuse (Goodmann).

Les autres organes présentaient des altérations de peu d'importance.

En somme, les lésions qui font habituellement cortége à l'atrophie du pancréas sont au premier chef des lésions caséeuses du poumon, puis l'hypertrophie des muqueuses stomacale et duodénale, la dilatation des voies biliaires et enfin la congestion du foie, des reins et de la rate.

SYMPTOMATOLOGIE.

Début.—Lorsqu'on parcourt l'histoire des diabétiques on y constate en général une phase initiale caractérisée par l'obésité. Pendant cette première étape le malade, sans éprouver aucun symptôme morbide, gagne chaque jour en embonpoint, et cet état dure parfois des années avant l'apparition des phénomènes inquiétants. Que ce soit une période prodromique précédant le diabète, comme l'ont voulu certains auteurs, ou qu'elle soit le résultat de la maladie confirmée, je n'ai pas à discuter cette question. Le symptôme embonpoint n'en existe pas moins comme phénomène initial. En même temps que cet état de santé apparente, le malade conserve ses forces physiques et intellectuelles, il continue sa profession, et cela pendant des mois, ou plutôt des années. Le début est donc ici essentiellement lent, insidieux et le plus souvent méconnu; la maladie revêt une forme chronique, à très-longue échéance.

Tout autre a été le début du diabète dans les cas réunis dans ce travail. Avant tout, j'insiste sur l'absence d'embonpoint : aucun malade n'a présenté ce symptôme, et quand on le cherchait avec insistance on obtenait toujours une réponse négative. C'est là, semble-t-il, un premier point qui différencie du diabète vulgaire le diabète pancréatique, forme maigre par excellence. Mais ce qui caractérise surtout cette variété, c'est la brusquerie que revêt l'apparition des accidents. Presque tous les malades, interrogés de la façon dont a commencé leur affection, précisent nettement le mois, parfois le jour, qui a vu naître les premiers symptômes.

Quelques-uns accusent, comme première manifestation, des troubles intestinaux graves. L'un est pris, un jour de septembre, de vertiges, de vomissements alimentaires, de coliques, qui durent trente-six heures ; ces symptômes s'améliorent, mais le malade reste très-débilité. Tel autre présente, à jour fixe, des troubles digestifs des plus intenses qui portent une atteinte profonde à sa santé et lui laissent une soif immodérée. Un troisième est atteint d'ictère et de diarrhée si violente qu'on désespère de le sauver. L'ictère est aussi noté comme phénomène du début, même en dehors des cas de tumeur comprimant les canaux pancréatiques et cholédoque. Est-ce à l'obstruction subite des conduits que sont dus ces débuts si prompts, ou sont-ils simplement une coïncidence fortuite ? Il faudrait des faits plus nombreux pour juger cette question. A côté de ces désordres intestinaux et hépatiques je signalerai les douleurs lombaires et épigastriques ; mais ces douleurs n'ont existé que chez les cancéreux.

J'arrive aux symptômes essentiels de la maladie. Parfois ils s'établissent d'emblée, à l'exclusion des troubles préalables que j'ai signalés. C'est l'apparirion successive de la polydipsie, de la polyphagie, de la polyurie et de l'autophagie. Ce cortége symptomatique s'établit rapidement ; en quelques semaines ou mois ils arrivent à leur acmé. C'est là surtout qu'est le caractère pathognomonique de cette forme de diabète, car dans la forme vulgaire ces différents troubles apparaissent très-lentement.

Je vais étudier successivement chacun de ces désordres, et pour procéder avec ordre j'exposerai les troubles que présentent les divers appareils, digestifs, génito-urinaires, nerveux. Je passerai ensuite aux complications.

TROUBLES DIGESTIFS.

Polydipsie. C'est généralement le premier symptôme qui, avec l'autophagie, effraie les malades. Ils racontent en effet que sans cause apparente, sans prodrome aucun, ils furent pris d'une soif insatiable qui les persécutait sans cesse. On comprendra plus tard cette particularité, eu égard aux doses énormes de sucre que contient l'urine dès les premiers temps de la maladie. On sait en effet que si l'organisme sent le besoin d'une semblable absorption de liquide, c'est que la glycosurie produit la déshydratation continue du sang ; et pour que la transformation de l'amidon en dextrine et glucose soit complète, la fécule doit être dissoute dans sept fois son poids d'eau. Tant que cette quantité d'eau n'est pas ingérée, le diabétique est tourmenté par une soif irrésistible (Bouchardat). Non-seulement ce symptôme apparaît rapidement, brusquement même. mais il persiste pendant toute la période d'état de la maladie, avec quelques oscillations sans importance, et il ne décroît qu'au dernier moment. Chez quelques-uns la soif a été d'abord peu accrue, mais bientôt elle devient immodérée, inextinguible. Les malades prennent une quantité de liquide qui varie de trois à six, et même neuf litres par jour (eau, houblon, tisane pectorale, lait, bière). Enfin, dans quelques rares observations, fort écourtées du reste, on ne fait pas mention de cette soif intense. Elle diminue pour disparaître à la veille de la mort, en même temps que baisse la glycosurie pour tomber à la normale. La soif est encore signalée chez les malades dont le pancréas était lésé, sans qu'on parle de la glycosurie.

Polyphagie. Quelque temps après la soif, ou en même temps qu'elle, apparaît un appétit dévorant ; ce symptôme survient en général aussi brusquement, mais il est moins constant que le précédent et plus irrégulier dans ses manifestations. Souvent, dès le début, le malade accuse un appétit qu'il ne peut satisfaire. Il absorbe des quantités considérables d'aliments, et de préférence des féculents, le pain, les pommes de terre. Parfois cet appétit insatiable baisse pendant quelque temps pour revenir plus tard ; d'autres fois il tombe pour faire place à l'inappétence ; enfin, lorsque la maladie est très-avancée, les digestions, d'abord régulières, malgré cette énorme consommation, deviennent mauvaises ; le malade a de l'aversion pour les aliments, surtout pour la viande, puis l'appétit cesse complétement, et quelques jours avant la mort le malade refuse toute nourriture. Il est une circonstance digne de remarque, c'est qu'en général la diminution de l'appétit coïncide avec la diminution de la glycosurie, ce qui semble indiquer qu'il existe un rapport entre ces deux phénomènes morbides.

Langue. Si au début son aspect est normal, elle est en général sèche et brunâtre au cours de la maladie. Plusieurs auteurs signalent qu'elle est fendillée, couverte de gerçures. On y trouve, comme aussi sur la muqueuse buccale, un enduit blanchâtre et visqueux. Aux approches de la mort le muguet est apparu dans deux cas (Lancereaux).

Évacuations alvines. Elles sont le plus souvent liquides ; cependant, dans deux cas, il existait une constipation extrême ; parfois cette constipation survient seulement au déclin de la maladie. Quelques auteurs donnent les alternatives de diarrhée et de constipation comme le résultat ordinaire des lésions du pancréas. Dans la plupart des observations que j'ai réunies la diarrhée était de règle. Nous avons vu que parfois elle apparaît dès le début, constituant ainsi la première manifestation de la maladie; alors elle coexiste fréquemment à l'ictère. Tantôt peu marquée, elle est plus souvent très-abondante; les malades évacuent quatre et cinq garde-robes liquides dans un nychthémère, ordinairement sans ténesme, excepté chez le cancéreux de Frerichs. D'autres fois, elle est plus fréquente encore, incoercible et rebelle à toute médication.

L'examen des matières évacuées est d'un grand intérêt, car il peut révéler l'absence du suc pancréatique, absence qui peut amener des changements profonds dans la digestion des féculents, des matières grasses et azotées.

Cette étude est d'autant plus nécessaire, qu'elle peut parfois conduire au diagnostic de la lésion. Malheureusement, ces troubles ne sont pas toujours constants. Peu colorées, argileuses, lorsqu'il y a ictère, les selles sont parfois poisseuses, analogues à du goudron; dans quelques cas elles exhalaient une odeur des plus fétides. Dans quatre cas sur dix, elles étaient recouvertes d'une épaisse couche de matières grasses. Cette substance était analogue tantôt à de l'huile, tantôt à « du beurre figé après avoir été fondu » (Bright). Ce corps gras se déposait sur le linge en larges taches huileuses. Cette évacuation durait plusieurs jours et s'arrêtait pour réapparaître quelque temps après. On y a reconnu la présence des acides stéarique et margarique; au microscope on y trouva dans un cas une agglomération de nombreux cristaux de margarine solubles dans le chloroforme (Goodmann). Cette particularité surprit les premiers observateurs, qui crurent d'abord qu'elle résultait d'une alimentation par des matières grasses en trop grande quantité, ou de l'ingestion d'huile de foie de morue, d'huile de ricin. Ils soumirent alors les malades à un régime spécial, mais les matières grasses continuèrent à apparaître dans les selles. La physiologie pathologique donne parfaitement la clef de ces faits; elle explique même l'absence possible de matières grasses dans les évacuations, car le suc pancréatique ne jouit pas seul de la propriété d'émulsionner les graisses : le suc intestinal et la bile peuvent y suppléer (Vulpian).

Assez souvent on retrouve aussi dans les garde-robes des matières azotées à demi digérées, des débris de muscles; ou bien elles sont filamenteuses, ont l'aspect de la colle et l'odeur des féculents. Le microscope y décèle la présence de cellules épithéliales à divers degrés de désintégration. Enfin, dans quelques cas assez rares, les déjections alvines n'offrent aucune particularité.

TROUBLES GÉNITO-URINAIRES.

La perte des forces génésiques est signalée dans quelques cas. Elle est apparue dès le début et n'a fait qu'augmenter sans cesse, à ce point que moins de trois mois après les premiers accidents, un de nos malades n'avait plus aucun désir vénérien, et déjà il était dans l'impossibilité d'accomplir l'acte génital. La diminution des forces génésiques, paraît suivre l'affaiblissement des forces physiques.

L'étude de l'urine doit être faite avec détails, car les désordres imprimés à l'organisme retentissent rapidement sur l'uropoïèse. Je ne rappellerai pas toutes les particularités que présente l'urine dans le diabète : je veux simplement signaler quelques faits propres au diabète pancréatique.

La polyurie, l'un des grands symptômes du diabète. s'établit rapidement, comme les troubles digestifs. Contrairement encore au diabète gras, les désordres de la fonction rénale semblent arriver ici très-vite à leur maximum et non pas suivre une progression qui croît lentement. Peu de temps après les premiers symptômes, les mictions sont fréquentes et abondantes; dans presque tous les cas les malades urinent bientôt 4 et 5 litres en vingt-quatre heures et cette quantité monte en peu de mois à 8, 10 et 15 litres. La courbe de l'urine rendue subit de légères oscillations, car cette polyurie énorme persiste pendant tout le cours de la maladie, subissant cependant l'influence du traitement, de la nourriture et de la diarrhée concomitante

Aux derniers jours, elle diminue parfois, pour tomber au-dessous de la normale. Chez le malade de Cawley elle augmenta pendant les trois jours qui précédèrent l'issue de la maladie

La coloration de l'urine ne présente rien de spécial à cette forme de diabète. Elle est pâle, claire et décolorée. Dans quelques cas elle était trouble et tachait le linge. Parfois, lorsqu'il existe de l'ictère, elle est teinte par les sels biliaires.

Sa réaction est généralement acide. Son poids spécifique oscille autour de 1030; il atteint même 1040 et plus (Goodmann). La densité n'est restée normale que chez les cancéreux de Bright et de Frerichs, et peut-être l'a-t-on prise avant qu'il y ait compression du canal pancréatique, c'est-à-dire avant la production du diabète. Cette densité a été calculée sur les urines de vingt-quatre heures rassemblées dans un même vase : aucun auteur n'a cherché s'il existait quelque variation en quantité, en densité et en glycose sur les urines recueillies la nuit ou pendant la période de digestion.

La glycosurie apparaît très-rapidement : souvent elle constitue un des phénomènes initiaux du diabète ; loin d'être légère d'abord pour croître progressivement, mettant ainsi des années à atteindre son apogée, elle se révèle dès les débuts de la maladie par des proportions énormes de sucre. Dès qu'il leur a été donné d'en constater la présence, les auteurs,—quel que soit du reste le procédé employé— ont constaté l'existence de 200 et 300 gr. de sucre d'abord, puis de 500 grammes. Quelques malades excrétaient dans un nychthémère le chiffre incroyable de 800 et 1,000 grammes de sucre.

On conçoit donc facilement pourquoi survient la soif inextinguible du début ; et comme cette quantité de sucre persiste pendant toute la maladie, les phénomènes morbides qui en sont la conséquence prennent domicile en permanence. Ce n'est que dans le décours du diabète que cette glycosurie s'atténue ; dans la plupart des cas on ne signale plus que des traces de sucre aux approches de la mort ; parfois cependant l'excrétion de la glycose a persisté ; chez le malade de Harley on retrouva après la mort une énorme quantité de sucre dans l'urine.

Le plus souvent il n'existe pas d'albuminurie ; à la période ultime il y avait dans deux cas des traces d'albumine.

Les opinions se sont longtemps divisées au sujet de la quantité d'urée rendue par les diabétiques. Les uns, entre autres Lehmann, Vauquelin et Ségalas, ont affirmé qu'il y a toujours diminution ; les autres, avec Christison, Rayer, Gaethgens, Pettenkofer et Voit, concluent à l'augmentation. D'autres enfin, se plaçant entre ces deux opinions, pensent qu'il existe une alternance entre la glycosurie et l'azoturie (Schmidt). M. Lancereaux croit que cette divergence tient à ce que les analyses ont été faites chez des malades atteints de variétés différentes de diabète; dans la forme pancréatique, la quantité d'urée est toujours augmentée selon lui. Dans les rares observations où l'on s'est occupé de ce sujet, je ne trouve l'augmentation de l'urée signalée que deux fois ; le malade de Harnack excréta jusqu'à 124 grammes d'urée, et plus tard cette proportion tomba à 51 grammes; chez le malade que nous avons observé à la Pitié la quantité d'urée varia entre 80 et 140 grammes. Dans deux autres cas, cette proportion oscille autour de la normale (28 grammes). Dans toutes les autres observations on n'a fait aucune recherche sur l'urée. En somme les documents manquent encore pour émettre une opinion affirmative.

TROUBLES D'INNERVATION.

Les forces intellectuelles de ces diabétiques demeurent parfois intactes jusqu'à une époque assez avancée ; mais le plus souvent elles subissent de bonne heure une atténuation sensible. Ces malades perdent toute gaîté, ils deviennent sombres et tristes, ils sont exigeants ou d'humeur mauvaise. Tel perd le goût de la lecture, tel autre ne chante plus et oublie ses chansons, lorsque autrefois il était le boute-en-train des réunions d'ouvriers.

Sur les derniers jours la plupart présentent une somnolence, un assoupissement continus ; chez d'autres il existe au contraire de l'agitation, une insomnie rebelle. Quelques-uns ont accusé une céphalée plus ou moins vive. Enfin l'agonie survient avec des troubles nerveux qui seront décrits avec les complications.

ÉTAT GÉNÉRAL.

Autophagie. — Loin de présenter une période d'embonpoint, le diabétique dont s'agit entre d'emblée dans une phase d'amaigrissement rapide qui, rebelle à toute théra peutique, est bientôt pour lui un objet de vive inquiétude. Bientôt après la confirmation de la maladie, il est en effet pâle, décoloré ; sa peau est fine, sèche et écailleuse ; l'absence complète de sueur est signalée par tous les auteurs, même au début ; il n'y a d'exception que pour le malade de M. Lecorché qui avait alors des lésions pulmonaires très-avancées. Le tissu cellulo-adipeux disparaît rapidement, les traits s'altèrent, les yeux sont excavés, les téguments ont une teinte jaune pâle, cireuse. Il existe en un mot tous les signes d'un dépérissement croissant. Puis les muscles s'atrophient, et l'émaciation est si considérable, que P. Franck a pu dire : *collabuntur tempora omnisque corporis habitus adeò gracilescit ut nihil ex eo prœter cutem et ossa supersit.* Je n'en veux citer comme exemple que le malade de Goodmann dont le poids, longtemps encore avant sa mort, était tombé de 190 à 125 livres. Enfin, dans la dernière période de la maladie, on observe parfois un œdème plus ou moins généralisé, qui le plus souvent coïncide avec l'apparition de l'albumine.

En même temps, les forces physiques s'éteignent graduellement ; un de nos malades un mois après le début de son affection est obligé de quitter sa profession et toute occupation lui est impossible. Les jambes faiblissent, la marche est difficile, quelquefois même il existe des douleurs osseuses, spontanées ou provoquées par les mouvements. L'affaiblissement va croissant, l'épuisement est rapide et en quelques mois le malade arrive à une extrême débilité. C'est alors qu'il tombe dans une somnolence continue, sur laquelle j'ai déjà insisté.

Température. — Elle est généralement au-dessous de la normale; elle oscille entre 36 et 37°. Le pouls est ordinairement petit, mou et dépressible. Quelques malades ont présenté des périodes de fièvre à exacerbation vespérale, accusant 38° environ le matin et 40° le soir. Pendant cette phase il existe parfois de l'abattement et même de l'anéantissement. C'est sous l'influence de cette ascension de la courbe thermique que parfois on verrait, selon certains auteurs, baisser le chiffre de sucre et même disparaître la glycosurie. Il n'est pas fait mention de cette particularité dans nos observations. C'est surtout dans les deux septénaires qui précèdent le dénoûment qu'apparaît la fièvre; c'est ainsi du moins que la chose s'est passée chez les deux malades de M. Lancereaux et chez celui de Harnack.

COMPLICATIONS.

Les désordres qui compliquent le plus souvent cette ensemble symptomatique portent sur les dents et les organes respiratoires.

Les poumons présentent dans la moitié des cas des signes de pneumonie caséeuse ou de tuberculose. Cette complication survient ordinairement vers la seconde moitié de la maladie, ou même plus tard. Les malades sont pris de toux, ils expectorent un mucus coloré, ou des crachats jaune verdâtre, nummulaires, puriformes de la tuberculose pulmonaire. Le siége de ces lésions n'a rien de fixe : assez souvent on constate que les deux poumons sont atteints. Ainsi que je l'ai signalé dans la description des lésions, c'est moins les sommets qui sont envahis que la zone moyenne du poumon. Dans cette région, on constate à la percussion et à l'auscultation tous les signes de l'induration pulmonaire, de l'infiltration par des noyaux caséeux, et enfin des cavernes plus ou moins étendues qui se creusent dans le parenchyme pulmonaire. Ordinairement ces altérations s'accompagnent de symptômes pleuraux : le plus souvent cette pleurésie est chronique, circonscrite, sans tendance à la généralisation et sans épanchement, mais parfois elle est aiguë et apparaît comme épiphénomène terminant la scène pathologique, .

Ces complications graves, qui portent une atteinte profonde à l'hématose, constituent une cause nouvelle d'épuisement, qui s'ajoute à la glycosurie. L'organisme, déjà considérablement débilité par la déperdition quotidienne qu'il éprouve, cumule ainsi deux causes de déchéance organique ; aussi dès que ces troubles respiratoires ont élu domicile, la maladie subit une recrudescence et marche avec une rapidité effrayante.

Outre ces lésions pulmonaires, qui sont les complications les plus fréquentes, on constate parfois des altérations des dents. Toutes les dents sont couvertes de tartre, se carient rapidement, se déchaussent et tombent par fragments. Les gencives sont souvent ramollies, fongueuses et saignantes.

J'ai déjà parlé de la rétention de la bile, qui se traduit par tous les phénomènes de l'ictère, et de la congestion du foie qui est des plus fréquentes. J'ai signalé la possibilité de l'ictère comme symptôme initial; à la percussion du foie on constate que son rebord est régulier et dépasse les fausses côtes de deux ou trois travers de doigt. Cette percussion est fréquemment douloureuse. Parfois enfin le fond de la vésicule biliaire dilatée constitue une tumeur ovoïde, perceptible pendant la vie sous le rebord des fausses côtes. Quant au pancréas, la plupart du temps, ainsi qu'on le verra au diagnostic, il n'est pas possible de reconnaître qu'il est malade par un examen local.

Dans deux cas il existait une atrophie commençante de la papille du nerf optique; elle s'était traduite pendant la vie par une ambliopie légère. Un malade enfin présentait une cataracte corticale, lenticulaire, qui se manifestait par de vastes échancrures dans le champ visuel. C'est dire que les complications du côté de la vue sont exceptionnelles. Peut-être cette rareté est-elle due à la marche rapide de la maladie.

J'aurai épuisé l'énumération des complications possibles en ajoutant que deux malades ont eu un anthrax, l'un au début, l'autre aux derniers jours de la maladie.

MARCHE, DURÉE, TERMINAISON.

De l'ensemble des observations recueillies par nous, il résulte que le diabète sucré consécutif aux lésions du pancréas évolue avec une physionomie particulière. Il débute brusquement, il surprend en plein état de santé. Il se manifeste parfois dès le principe par des troubles intestinaux graves, mais on voit survenir rapidement la polydipsie, la polyphagie, la polyurie et la glycosurie. En quelques mois le malade s'amaigrit considérablement, il perd successivement ses forces physiques, intellectuelles et génitales; puis il tombe dans un épuisement, un marasme profonds, dans une sorte d'hecticité à laquelle s'ajoutent par surcroît des symptômes de phthisie pulmonaire. Telle est la succession habituelle des faits.

Cette maladie présente donc trois phases distinctes : la première phase ou période de début dure peu, quelques mois tout au plus; elle est caractérisée par l'établissement du cortége symptômatique, qui arrive vite à son maximum. Dans la deuxième phase ou période d'état le malade présente tous les symptômes d'un diabète maigre, dans tout ce qu'ils ont d'excessif; dans cette étape la maladie subit parfois une sorte d'arrêt, mais plus fréquemment elle continue à évoluer. Enfin, il est une troisième phase ou période de marasme pendant laquelle la phthisie pulmonaire hâte d'habitude les progrès rapides du diabète.

Dans les cas où les symptômes ont été détaillés, alors qu'on a pu préciser le début de l'affection, et c'est ce qui a presque toujours lieu, on voit que ce diabète a évolué dans un espace de temps restreint, car sa durée varie de six mois à trois ans. Aucun diabétique avec lésion du pancréas ne paraît avoir dépassé ce terme. La moyenne est donc d'environ vingt mois. Cette durée est bien différente de celle du diabète gras, car dans ce cas bon nombre de malades gardent leur affection pendant dix, vingt et trente ans. Selon le professeur Bouchardat, un diabétique bien soigné vit autant qu'un homme en bonne santé. C'est dire que nos malades avaient une forme spéciale de diabète, différente de la forme vulgaire; on pourrait lui appliquer, avec Vogel et Pavy, la dénomination de forme aiguë; avec Seegen, celle de forme grave; avec Abeille, celle de forme galopante, ou plutôt encore nous l'appellerons diabète maigre, avec M. Lancereaux. Nous discuterons plus tard cette dénomination en nous occupant de la nature de la maladie.

La terminaison paraît avoir été la même dans tous les cas. L'appétit, la soif, la polyurie et la glycosurie diminuent chaque jour; les malades tombent dans un dépérissement, une émaciation profonde; les lésions pulmonaires, parfois très-considérables, précipitent la marche et occasionnent une dyspnée, une anhélation considérables; quelquefois survient une pleurésie aiguë qui enlève le malade; ou bien la fièvre apparaît avec exacerbation vespérale, puis l'albumine et l'anasarque; une somnolence continue s'établit avec subdélire nocturne. La mort arrive dans le coma.

Chez certains malades le délire et les convulsions terminent la scène. Peut-être dans ces cas existe-t-il de l'acétonémie? Il ne faut pas oublier le muguet de la langue (Lancereaux), qui se montre parfois comme phénomène précurseur de la mort.

DIAGNOSTIC ET PRONOSTIC.

Si dans tout diagnostic il est de rigueur, pour être complet, de rechercher non-seulement de quelle maladie il s'agit, mais encore s'il existe une lésion et quel est l'organe atteint, c'est bien dans l'affection qui nous occupe qu'il faut s'efforcer de préciser ce diagnostic d'une façon positive. C'est sur lui, en effet, que repose le pronostic spécial au diabète d'origine pancréatique ; c'est encore sur lui que se fondera la médication qui pourra, sinon aujourd'hui, du moins dans l'avenir peut-être, prolonger l'existence du malade. Il est donc d'une haute importance d'être fixé à cet égard, si l'on considère que les diabétiques gras vivent en général dix, vingt ans, et plus, tout en continuant leur travail, tandis que le diabétique maigre est dès les premiers mois impuissant à toute opération sérieuse, et qu'il succombe en deux ou trois ans.

Il est difficile de poser un diagnostic aussi rigoureux avec nos connaissances actuelles. Certes, dès le début les désordres digestifs, la soif intense, la polyurie et la polyphagie sont assez accusés pour faire penser à un diabète intense. L'examen des urines par les différents réactifs qui décèlent la présence du sucre permettra de reconnaître l'existence de la glycosurie. Le diabète en somme ne pourra pas être méconnu, tant il présente rapidement des symptômes spéciaux.

Il n'en est pas de même pour le diagnostic de la lésion, car la plupart du temps il n'y a pas de signe pathognomonique. J'appelle cependant l'attention sur la brusquerie des débuts, sans apparence d'embonpoint préalable, sur l'intensité des symptômes qui arrivent en quelques mois à leur acmé, sur l'amaigrissement rapide et profond dans lequel tombe le malade. Il faut aussi considérer la quantité énorme de sucre excrété, le chiffre de l'urée qui paraît très-élevé dans la plupart des cas (plus de 100 grammes). Mais il est des symptômes qui présentent une plus grande valeur diagnostique que les précédents, et qui se tirent de l'examen des matières alvines. Les selles graisseuses, butyreuses, paraissent en effet appartenir plus spécialement aux lésions du pancréas, et nombre d'observateurs, depuis Kunzmann et Bright, les ont regardées comme pathognomoniques. C'est être quelque peu optimiste, car elles manquent quelquefois et on les a vues avec les seules lésions du foie (Bright et Reeves). J'ai déjà dit que, selon le professeur Vulpian, les matières grasses peuvent être résorbées par le suc intestinal et la bile. Il faut encore faire une mention spéciale pour les matières azotées non digérées; c'est, en effet, après l'atrophie du pancréas qu'on a retrouvé dans les selles des portions de muscles incomplétement digérées, et ce fait lorsqu'il existe doit être pris en sérieuse considération. Dans un cas les selles avaient une odeur de féculents.

L'exploration de la région donne peu de résultats ; la percussion et la palpation ne peuvent aider au diagnostic que lorsqu'il existe une tumeur volumineuse, soit un kyste, soit un cancer. Encore cette tumeur est-elle masquée par l'estomac et le côlon transverse, et il est difficile d'en préciser le siége.

En somme, le diagnostic de la lésion pancréatique ne repose encore que sur des phénomènes secondaires ; mais si parfois il n'existe que des probabilités en faveur de cette localisation, il est cependant un ensemble de symptômes qui permettent presque de conclure à la certitude.

Le pronostic, ainsi qu'il résulte des considérations précédentes, est des plus graves. Et de fait, on conçoit quelle profonde atteinte doit subir l'économie lorsqu'elle est privée d'un organe dont la fonction paraît être sinon indispensable à l'existence, du moins d'une haute importance. Les expériences que nous allons rapporter semblent également démontrer la gravité de l'atrophie totale du pancréas. Aucun des malades dont nous avons donné la relation n'a guéri; un seul survit qui est en cours de traitement, mais il est profondément débilité, et il aura très-probablement la destinée des autres sous peu de temps. C'est dire que le diabète sucré d'origine pancréatique semble ne jamais pardonner et amène toujours le dénouement à courte échéance. Si la mort dans le marasme est un fait rare dans le diabète vulgaire, ici, au contraire, c'est la règle. D'habitude les complications pulmonaires précipitent cette fin rapide.

ETIOLOGIE ET PHYSIOLOGIE PATHOLOGIQUE.

Avant d'exposer les faits expérimentaux capables de jeter quelque lumière sur la pathogénie, la symptomatologie et la marche du diabête pancréatique, il ne sera pas hors de propos de rappeler le rôle que joue le pancréas dans la digestion et de rechercher quels sont les organes qui peuvent lui servir d'auxiliaires et de suppléants.

La sécrétion du suc pancréatique est intermittente ; elle est sous la dépendance d'actions réflexes qui partent de l'intestin impressionné par les matières alimentaires. Elle exerce sur la digestion un triple rôle ; elle attaque les corps gras, les féculents et les matières azotées.

Sur les corps gras le suc pancréatique a une action à la fois mécanique et chimique ; il les émulsionne et il les transforme en glycérine et en acides gras. On en trouve la preuve anatomique, chimique et expérimentale dans les faits suivants : les lymphatiques qui sont chargés de graisse (chylifères) commencent seulement au point où abouche le canal pancréatique ; agité avec de l'huile il la réduit en fine émulsion (Eberle, Cl. Bernard). Si l'on supprime le pancréas les matières grasses traversent en nature le tube intestinal. C'est constater dans le laboratoire le phénomène clinique des selles graisseuses qu'ont présenté quelques-uns de nos malades. Ces troubles dans la digestion de la graisse s'accompagnent, selon Cl. Bernard, d'un amaigrissement rapide : ils constituent les caractères principaux de la dyspepsie pancréatique.

Le professeur Vulpian pense que ce n'est pas le seul liquide de l'économie qui jouisse de cette propriété, et pour lui, comme pour le professeur Longet, la théorie de Cl. Bernard est trop absolue. Si on fait écouler en effet ce suc au dehors par une fistule pancréatique, les matières grasses qui passent de l'estomac dans l'intestin subissent encore une émulsion, due à l'action du suc intestinal et de la bile. (Vulpian, Cours faits à la Faculté de Paris, en 1874, recueillis par Paulier, Paris, 1875, p. 72 et suiv.)

Il transforme les féculents en dextrine, en glycose et en acide lactique. Cette métamorphose est commencée par la salive : la parotide est un auxiliaire du pancréas. Outre la vérification expérimentale qui consiste à mettre la fécule en présence du suc pancréatique, on sait qu'après destruction du pancréas des oiseaux on trouve dans les résidus excrémentitiels la matière féculente non modifiée. Je rappellerai que le malade de Bright, dont le pancréas était détruit par un néoplasme cancéreux, rendait des matières qui avaient une forte odeur de féculents. Ainsi donc la pancréatine, substance active du suc pancréatique, est un ferment, ou plutôt la réunion de deux ferments solubles, le ferment glycosique et le ferment émulsif des matières grasses (Cl. Bernard).

Quant aux matières albuminoïdes, si on les place directement au contact du suc pancréatique, elles n'éprouvent à la longue qu'une simple putréfaction ; mais il ne faut pas perdre de vue que s'il en est ainsi, c'est que l'expérimentation n'est pas dans les mêmes conditions que la digestion duodénale : en effet, si l'aliment a subi l'action préalable du suc gastrique et de la bile, il éprouve une dissolution rapide sous l'influence du suc pancréatique. Les matières albuminoïdes sont transformées en albuminose ou peptone assimilable.

Cette propriété trouve encore sa confirmation dans la clinique : chez beaucoup de malades atteints d'atrophie du pancréas on apercevait dans les selles des débris de matière musculaire incomplétement digérée. Le suc gastrique aussi exerce une action sur les matières azotées : il les transforme incomplétement. C'est donc encore un auxiliaire du suc pancréatique.

De ces expériences il résulte, que la suppression de la fonction pancréatique entraîne des troubles digestifs des plus graves, et l'on comprend ainsi que nos malades soient rapidement tombés dans le marasme. Mais si la physiologie explique la gravité de ces lésions, elle n'a pas encore élucidé suffisamment la question du diabète pancréatique.

Avant d'examiner les explications qui ont été fournies à cet égard, il convient de prime abord de répondre aux objections qu'on a élevées contre cette variété de diabète. On a fait surtout à cette théorie les reproches suivants :

L'atrophie du pancréas est rare ;

C'est une lésion concomitante et non primitive ;

Il existe des cas d'altération grave du pancréas sans diabète ;

Certains malades ont présenté des symptômes de diabète pancréatique sans lésions du pancréas.

Cette atrophie est rare en effet ; aussi nous garderons-nous de suivre la voie des auteurs qui ont tenté d'ériger en principe une théorie pancréatique expliquant tous les faits de diabète.

Ainsi que l'a professé M. Lancereaux dans ses cliniques, le diabète ne peut plus être envisagé aujourd'hui comme une unité morbide, une maladie univoque, toujours identique à elle-même. Les faits que nous publions, si étrangement différents du diabète classique, plaident en faveur de cette opinion. Le diabète sucré est un assemblage d'états pathologiques multiples, comme autrefois l'albuminurie, aussi a-t-on signalé plusieurs formes de diabète se rattachant aux lésions diverses qu'on a découvertes. Le diabète que nous étudions n'est donc qu'une variété dans l'espèce, et les lésions du pancréas n'expliquent que cette forme ; elles sont rares comme cette variété de diabète, et ce serait une illusion étrange que de croire que l'atrophie du pancréas donne la solution complète de tout le problème du diabète.

La seconde objection qu'on a faite à cette théorie, c'est que l'altération du pancréas est l'effet et non la cause du diabète. Outre que le fait est à démontrer, comment expliquer cette coïncidence fortuite se reproduisant toujours chez les mêmes malades, avec les mêmes symptômes et la même marche rapide ?

Le hasard ne procède pas avec cette régularité. Et si c'est une lésion consécutive, pourquoi ne la trouve-t-on pas parfois à la période finale du diabète gras, alors qu'il existe du marasme comme chez tous nos malades ? Une même cause doit toujours produire des effets identiques : or, le diabète gras, à marche lente, n'offre jamais cette complication ; en vain je l'ai cherchée dans tous les ouvrages spéciaux.

Quant aux cas d'altération grave du pancréas qui n'ont pas produit le diabète, leur description manque encore de rigueur scientifique. Dans tous ces faits, on n'a jamais cherché s'il existait de la glycosurie, on n'indique pas si l'organe était entièrement détruit, si les canaux secondaires étaient fermés ; j'ai lu la plupart des observations de cancer, et il me semble que l'altération n'était que partielle. C'est ainsi qu'il est fréquent de voir une atrophie variable du pancréas chez les vieillards, dans les maladies à longue durée, et les acini ne disparaissent qu'en partie. Peut être encore, lorsque cette destruction marche avec une grande lenteur, les organes adjuvants (parotide, estomac, foie) peuvent-ils suppléer à la fonction pancréatique. On peut, dit le professeur Bouchardat, ne pas être diabétiqu avec une atrophie du pancréas : la digestion des féculents est d'abord plus difficile, mais peu à peu les ferments du suc gastrique (gasterase) prendront les propriétés spécifiques du ferment du pancréas (diastase), et la digestion des féculents s'exécutera dans l'estomac.

Qu'il existe un diabète maigre ayant des symptômes analogues à ceux qu'ont présentés nos malades, nous ne nions pas le fait. Nous ne prétendons pas que l'atrophie du pancréas soit la seule lésion capable de déterminer ces symptômes spéciaux du diabète, n'ayant pas étudié plus avant la question. Nous rappellerons cependant que le pancréas étant sain ou peu altéré, le diabète peut résulter, selon le professeur Bouchardat, d'une simple modification fonctionnelle de l'organe ; le suc pancréatique peut refluer comme la bile dans l'estomac ; la dissolution des féculents s'effectue dans cet organe et l'individu devient glycosurique (Bouchardat).

Maintenant que nous croyons avoir démontré l'existence d'une lésion pancréatique, d'où résultent des symptômes de diabète spécial, cherchons si les données de la physiologie sont d'accord avec les faits.

Déjà, au siècle passé, Haller enlevant aux chiens leur pancréas, avait constaté qu'ils étaient immédiatement pris d'une extrême voracité et d'une soif excessive.

Le professeur Bouchardat tenta plus tard de répéter ces expériences. Dans toute lésion du pancréas, dit-il, il existe un amaigrissement extrême, et les téguments de l'abdomen sont comme collés sur la colonne vertébrale. Pour le savant professeur, si la salive et le suc pancréatique sont supprimés, l'estomac est chargé de la digestion, qui devrait avoir lieu dans l'intestin. Il en résulte une perversion de la sécrétion gastrique, d'où les lésions des glandes stomacales constatées à l'autopsie. Sous l'influence de la diastase sécrétée dans cet organe les éléments ont été convertis par l'intermédiaire de l'eau ingérée en une dissolution de dextrine et de glycose. Il y a solution rapide, absorption immédiate par les rameaux veineux de l'estomac ; une grande masse de glycose pénètre dans le sang, traverse le foie, sans y rester parce qu'il est saturé, et ce sucre n'étant pas détruit en entier est éliminé par les reins. Quand cette glycosurie a éclaté, elle devient habitude morbide, c'est-à-dire diabète sucré ; à l'insuffisance de la dépense, à l'excès de la recette vient se joindre une aberration dans les phénomènes de la digestion des féculents, sous l'influence du ferment diastasique devenu plus énergique. Ainsi se trouve constitué de toutes pièces le diabète sucré, lorsqu'il y a abolition de la fonction pancréatique.

Tout autre est l'explication de Popper. Selon lui, le pancréas décompose la graisse en acides gras et en glycérine ; unis à la glycogène du foie ces acides gras forment les acides de la bile ; si la fonction pancréatique est entravée le foie ne reçoit plus ou presque plus d'acides gras et la glycogène, qui ne peut plus être employée à la formation des acides biliaires, est constamment transformée en sucre.

D'où résulte une production incessante de sucre qui, trop abondante pour être brûlée, passe dans l'urine. (Popper, Das Verhältniss des Diabetes zu Pankreasleiden und Fettsucht, Oester. Zeits f. prakt. Heilk., XIV, 1868.)

Enfin, les recherches récentes et plus rigoureuses de Pink et de Heidenhain confirment, mais sous une autre forme, les idées du professeur Bouchardat, et semblent mettre hors de doute la glycosurie pancréatique. Ces auteurs démontrent en effet que le sucre de fécule a besoin pour se transformer dans le foie en sucre hépatique de subir préalablement le contact des sucs gastrique et pancréatique. Lorsqu'il existe une lésion du pancréas le sucre passe sans être modifié par le foie et il est éliminé par les reins. D'où résulte une glycosurie qui peut devenir permanente.

Quoi qu'il en soit de ces explications, le fait existe dans

toute sa réalité ; que les physiologistes soient ou non d'accord pour l'expliquer, il n'en reste pas moins indéniable.

Mais il ne suffit pas d'expliquer la formation de ce diabète, il faut en rechercher la cause. Après avoir étudié expérimentalement cette maladie, l'illustre professeur Cl. Bernard termine ainsi son cours du muséum : « Ce n'est pas au symptôme physiologique glycémie et glycosurie, dont le mécanisme nous est d'ailleurs parfaitement connu, qu'il faut s'attaquer, c'est à une cause plus profonde. » Remonter à cette cause, c'est faire ici l'étude étiologique de l'atrophie du pancréas ; mais pour cela nous manquons encore de documents.

Dans les faits relatés dans cette thèse, l'homme est plus fréquemment atteint que la femme et les malades avaient de 25 à 60 ans. Je ne trouve pas de diabète signalé chez les ascendants. En général il n'y a pas d'antécédents personnels : la maladie survint dans un parfait état de santé et presque tous ces diabétiques étaient des hommes robustes. Aucun renseignement positif n'est donné sur le climat, l'alimentation, les influences morales. La profession ne paraît avoir joué aucun rôle : c'était en général des ouvriers occupés à des travaux manuels. Dans deux cas il y avait eu primitivement des symptômes de syphilis. Du reste, il n'est fait aucune mention de la scrofule, du rhumatisme ; il n'y avait ni goutte, ni obésité dans la famille des malades, contrairement à ce qui se voit dans le diabète vulgaire.

NATURE.

Si une maladie définie, univoque, doit toujours, dit M. Lancereaux, avoir une cause semblable, une évolution spéciale, une lésion anatomique identique, le diabète tel que le décrivent la plupart des auteurs ne peut être considéré comme tel. En effet, sa cause est indéterminée, son évolution peut se faire de 1 à 40 ans, et ses lésions sont si nombreuses que le professeur Jaccoud a pu dire que ce sont de simples coïncidences. Ce qu'on appelle aujourd'hui diabète est donc un complexus pathologique ; de ce complexus deux formes distinctes se dégagent, le diabète gras et le diabète maigre (Lancereaux). Nombre d'auteurs n'admettent pas cette division que Pavy, Vogel et Seegen ont déjà établie, sans chercher si cette seconde forme résultait de lésions spéciales; mais leur division péchait par la base, car elle n'avait pas de substratum anatomique. Si nous comparons en effet, après M. Lancereaux, ces deux formes de diabète nous y trouvons des dissemblances profondes.

Le diabète gras apparaît insidieusement et débute par de l'embonpoint qui dure parfois plusieurs années; le diabète maigre n'a jamais cette première période d'embonpoint et il débute brusquement par des symptômes très-accentués : la polydipsie, la polyurie, la glycosurie offrent rapidement une intensité considérable, tandis que dans le diabète gras ces phénomènes apparaissent insensiblement, mettant parfois des années à atteindre leur maximum. L'autophagie surtout est très tardive chez celui-ci, il peut vaquer à ses occupations longtemps après l'apparition des premiers symptômes; le diabétique maigre, au contraire, perd ses forces dès le début, et en quelques mois il devient incapable même de fournir une légère somme de travail, tant sont rapides les progrès de la débilitation. Cette différence existe non-seulement dans la succession des faits, elle se retrouve encore dans chaque symptôme envisagé en lui-même. Dans le diabète gras, la glycosurie s'établit lentement et arrive à fournir 100 à 200 grammes de sucre ; dans le diabète maigre elle existe dès les premières semaines, et plus tard elle se traduit par l'excrétion de 500 à

1,000 grammes de sucre. Même dissemblance du côté des lésions anatomiques : chez nos malades toujours le même organe est atteint, chez les autres c'est tour à tour le foie, le système nerveux, les reins, le poumon qui sont altérés. Chez les premiers la maladie évolue en deux ou trois ans, le pronostic est donc fatal ; chez les seconds elle peut se prolonger pendant vingt et quarante ans, et le pronostic est relativement bénin. Si l'on rapproche l'étiologie de ces deux formes, on trouve dans les ascendants du diabétique vulgaire des goutteux, des graveleux, des obèses, des diabétiques, et rien de pareil n'est signalé chez les diabétiques maigres.

C'est en présence d'une disparité si accusée sous tous les rapports, que M. Lancereaux a cru pouvoir établir deux formes bien distinctes de diabète, le diabète gras et le diabète maigre. A cette division on a objecté que le diabète maigre n'était que la phase ultime du diabète gras, qu'il n'y avait pas lieu d'en faire une forme spéciale, et de scinder ainsi une maladie unique. Mais si l'on envisage les différences si accusées que nous venons de passer en revue ; si l'on considère que jamais le diabète d'origine pancréatique n'a présenté les symptômes initiaux du diabète gras, et particulièrement l'obésité ; si enfin on songe que la théorie du diabète pancréatique repose sur l'existence d'une lésion anatomique toujours identique, n'est-on pas en droit de conclure à cette dualité ?

Le diabète, en somme, est un trouble fonctionnel qui résulte de lésions diverses (Lancereaux) ; parmi ces altérations il en est une qui ne varie jamais, c'est l'atrophie du pancréas ; elle s'accuse pendant la vie par une forme caractéristique de diabète maigre à marche rapide.

TRAITEMENT.

La thérapeutique à instituer dans le diabète est longuement exposée dans tous les traités spéciaux, et surtout dans le remarquable ouvrage du professeur Bouchardat, qui en a si savamment formulé les indications. Ce traitement se résume ainsi : suppression des féculents et des aliments sucrés, usage de viandes rôties, de végétaux herbacés, de pain de gluten ; toniques et alcalins. Plus tard, recourir à la méthode d'entraînement, gymnastique, massage, frictions, bains de vapeur, etc. Au besoin, essayer de la médication par l'arsenic ou par la strychnine; emploi d'eau oxygénée, d'inhalations d'oxygène.

Mais dans la forme que nous décrivons, si ces moyens tendent à combattre le symptôme, ils n'attaquent pas la lésion, cause première du diabète. En un mot le traitement outre les indications générales inhérentes à tout diabète, a ici des indications spéciales. Il est bien évident que jusqu'ici nous sommes impuissants à combattre cette lésion matérielle; tous nos efforts doivent donc chercher à suppléer à la fonction du suc pancréatique. Comme rien encore n'a été mis en pratique, vu l'absence de diagnostic, on ne peut poser que quelques indications qui découlent de nos connaissances physiologiques; les deux principales sont les suivantes : faire fonctionner les organes qui sont les auxiliaires du pancréas; remplacer la digestion pancréatique par des moyens artificiels (Lancereaux).

Nous avons vu que les organes digestifs qui peuvent suppléer au pancréas sont : la parotide (digestion des féculents), l'estomac (digestion des albuminoïdes) et le foie (digestion des matières grasses). La suppression des féculents et l'alimentation azotée remplissent déjà ces conditions. Quant aux digestions artificielles, elles consistent surtout à donner aux malades de la pancréatine ou des pancréas d'animaux. Dans certaines conditions qu'il ne spécifie pas, le professeur Bouchardat a ordonné avec avantage à ses malades le pancréas ou fagoue de veau.

OBSERVATIONS

Obs. I. — Cas singulier de diabète, consistant uniquement dans la qualité de l'urine, avec une étude sur les différentes théories de cette maladie. (Th. Cawley, in The London medical journal, t. IX, 1788, p. 286).

Al. Holford, âgé de 34 ans, robuste, bien portant, corpulent, habitué à mener largement la vie et à des travaux corporels à la campagne, fut atteint de diabète en décembre 1787. Mais la cause de l'émaciation et de la débilité extrêmes qui survinrent graduellement ne fut connue que le 20 mars 1788 ; à cette époque, on trouve l'urine sucrée, fermentescible par la levûre ; 2 livres d'urine rendirent, par évaporation, environ 5 à 6 onces d'une matière noire, sucrée, ressemblant exactement à cette préparation de mélasse que les confiseurs appellent *coverlid*.

Dans la période ci-dessus indiquée, la quantité d'urine n'excéda jamais la normale, ou ne parut pas disproportionnée aux ingesta, et cependant la quantité de boisson et d'urine fut fréquemment mesurée. Aussi ne suspecta-t-on la qualité de l'urine que lorsque le dépérissement croissant devint incompréhensible, en considérant la quantité d'aliments absorbés ; l'épuisement ne put s'expliquer que par la qualité des urines rendues.

Une médication très-variée, conséquence de son inefficacité, fut successivement préconisée.... Favorable au début, elle ne fut bientôt plus supportée par l'estomac ; le malade s'épuisa graduellement et mourut le 18 juin.

Il ressentit d'abord une douleur violente dans le rectum, due à des amas de matières ; il s'en suivit un degré considérable de constipation, cause habituelle de l'affection hémorrhoïdaire. Quelque temps avant sa mort apparurent des symptômes d'hecticité : la soif devint intolérable, a bouche et la salive visqueuses, la langue couverte de gerçures, la peau sèche et écailleuse. L'appétit, d'abord ordinaire, diminua graduellement, et finalement le malade éprouva de l'aversion à la vue de toute nourriture solide. Il s'entretint seulement à ce moment par un norme surcroît de nourriture liquide.

Vers cette époque, lorsqu'il urine il applique ses mains sur l'hypochondre, et il dit avoir une sensation d'écoulement, comme si l'urine venait de ces régions. Pendant les trois derniers jours de son existence, la quantité de l'urine augmenta considérablement, mais la puis sance de rétention diminua beaucoup. Fréquemment son bras droit s'agitait convulsivement pendant quelques minutes. Le délire et les convulsions terminèrent la scène.

Malgré l'augmentation progressive des symptômes, le sucre de l'urine diminua chaque jour, et, sur la fin, 2 livres d'urine donnèrent seulement 1 once et demie, tandis que l'urine évacuée excéda rarement 4 ou 5 livres par jour, et sa coloration jaune-clair changea en une teinte plus foncée et plus normale.

Dissection. — Les reins avaient leur volume normal, mais parurent plus pâles et moins denses que d'habitude ; rien que d'ordinaire dans les bassinets.

Le foie était plus malade. Extérieurement, il avait la teinte du frêne, presque terre de pipe ; sa circonférence, comme celle d'une tumeur œdématiée, était pâteuse, pouvant se laisser pétrir. Il n'offrait aucune tumeur squirrheuse ou stéatomateuse ; à la coupe, couleur normale. La vésicule biliaire contenait une quantité normale de bile et adhérait au méso-côlon.

Le pancréas était rempli de calculs, de substance compacte. Ils étaient de volume variable, n'excédant pas celui d'un pois, blanchâtres, formés par la réunion de plus petits, ce qui rendait leur surface rugueuse, comme mûriforme. Ils apparaissaient en tout cas analogues à ceux des conduits salivaires. L'extrémité droite du pancréas était très-dure, comme squirrheuse.

Aucune autre trace de maladie dans l'abdomen. Le contenu du thorax était parfaitement sain.

Obs. II. — Amblyopie diabétique grave, due à l'atrophie des rétines ; cataracte diabétique striée survenue deux ans après le début du diabète, chez un sujet de 45 ans ; troubles ambliopiques légers, néphrite albumineuse consécutive au diabète ; autopsie. (Lécorché. De la cataracte diabétique, in Arch. gén. de méd., 1861, t. XVIII, p. 70.)

X..., âgé de 45 ans, facteur de pianos, entre à l'hôpital de la Charité, salle Saint-Michel, le 8 juin. Mort le 28 août 1858, service de M. Rayer.

X... n'a jamais eu d'affection bien sérieuse, mais, à plusieurs reprises, il présenta des signes évidents de maladie contagieuse ; ainsi, il y a vingt ans, il fut atteint d'une blennorrhagie qui récidiva trois ou quatre fois; plus tard, il lui vint des chancres, des plaques muqueuses.

En 1856 il fut pris d'un mal de gorge intense, qui disparut sans traitement spécifique; dans la même année, des troubles intestinaux fort graves, si l'on en juge par la description qu'il en fait, mais dont il est impossible de préciser la nature, portèrent une atteinte profonde à sa santé et lui laissèrent une soif intense. L'état général du malade devint plus mauvais; l'amaigrissement se prononça davantage, bien que l'appétit restât excellent, les forces se perdirent peu à peu, et, chose étrange pour X..., qui avait toujours vécu d'excès, il devint inapte à tout rapprochement sexuel.

En septembre 1857, X... fut pris d'une céphalalgie intense; il perdit le sommeil et remarqua que sa vue baissait énormément; à la distance de 4 à 5 mètres il ne voyait qu'indistinctement les objets qui n'étaient pas fortement éclairés. Cette amblyopie légère persista quelque temps, puis, sans cause connue, la vue de X... s'améliora peu à peu, et bientôt il ne ressentit plus aucun des troubles qui l'avaient inquiété. Le médecin qu'il consulta reconnut le diabète, et conseilla à X... d'aller à l'hôpital. Au commencement de l'année 1858, il entra à Lariboisière, mais il ne put se faire au régime du gluten, que des diarrhées fréquentes et difficiles à arrêter firent bien souvent suspendre. L'urine, qui renfermait beaucoup de sucre, ne contenait pas d'albumine.

En mai 1858, l'amaigrissement était plus considérable; il y avait des sueurs abondantes et de la toux, sans hémoptysie, bien qu'à l'auscultation on trouvât de chaque côté de la poitrine des signes manifestes de tuberculisation. L'appétit avait presque entièrement disparu, la soif était toujours intense; les mictions nombreuses et abondantes, privaient le malade de sommeil; les gencives étaient ramollies, les dents tombaient par morceaux, la diarrhée était continuelle.

L'affaiblissement de la vue avait reparu plus prononcé que jamais; X... ne reconnaissait plus les objets qu'en les regardant en face et de très-près; sa démarche était mal assurée; il était obligé d'examiner le sol avec soin pour en reconnaître les inégalités. Il avait tous les signes rationnels et physiques d'une atrophie des rétines et, de plus, un commencement de cataracte, ainsi que le constata aussi M. Desmarres, qui voulut contrôler et confirmer notre examen.

Les globes oculaires n'offraient extérieurement rien d'anormal; la cornée et l'iris de chaque œil étaient intacts. Il n'en était pas de même des cristallins et des rétines; à gauche, on constatait une cataracte lenticulaire corticale postérieure; on pouvait très-bien voir la forme des stries, qui convergeaient de la périphérie vers le centre de la lentille; à droite, le cristallin était encore sain.

Les rétines présentaient des traces évidentes d'atrophie; cette lésion paraissait déjà avancée du côté droit; la papille était blanche, diminuée de volume; les vaisseaux qui émergeaient du nerf optique, à son entrée dans l'œil, étaient tortueux; les artères, surtout celles qui se dirigeaient en haut, moins volumineuses que les veines. A gauche l'atrophie était moins prononcée.

L'état déjà bien marqué de ces différentes lésions prouve assez clairement qu'elles avaient précédé l'apparition de la cataracte, qui n'existait encore que d'un seul côté. La vue, ainsi qu'il arrive dans l'atrophie rétinienne partielle, avait chez X..., de vastes échancrures qu'il était facile d'établir. La vision n'était parfaite que vers le centre de la rétine. Si l'on voulait déterminer avec précision l'étendue du champ visuel périphérique, on trouvait que pour l'œil gauche il manquait presque entièrement en dehors, et en bas pour l'œil droit. Les phosphènes avaient en partie disparu; on ne retrouvait plus à gauche, qu es phosphènes interne et externe, et à droite il n'existait plus que les phosphènes supérieur et inférieur.

En juin, X... vint à l'hôpital de la Charité (service de M. Rayer); mais il avait une telle diarrhée que l'on ne pût lui faire subir aucun traitement. La tuberculisation, jusque-là presque latente, précipita sa marche, et bientôt le malade ne put quitter le lit. L'examen de l'urine, que nous faisions souvent, nous avait toujours permis de constater d'assez fortes proportions de sucre; vers la fin de juin elle n'en contenait que de faibles traces; c'est alors qu'elle devint albumineuse et que les jambes de X... commencèrent à s'œdématier. Cet état persista, sans présenter des changements dignes d'intérêt, jusqu'au moment où X... succomba aux progrès de sa phthisie pulmonaire.

A l'autopsie, on trouva du côté de l'abdomen une injection très-prononcée du tissu cellulaire sous-péritonéal; les vaisseaux paraissaient plus nombreux qu'à l'état ordinaire, et d'une manière générale, le système veineux semblait plus développé que d'habitude.

Le foie offrait une belle injection de gros capillaires, il était volumineux et pesait 360 grammes; sa coloration était normale, sa consistance plutôt augmentée; la coupe de son tissu était d'un rouge-brun foncé. Les branches de la veine-porte étaient d'un calibre considérable; il n'y avait pas d'adhérences entre le foie et les parties environnantes.

La rate ne présentait rien de particulier; *le pancréas était petit, comme atrophié.*

Le rein gauche, volumineux, pesait 210 grammes; la tunique fibreuse, sans altérations, pouvait parfaitement se détacher de la substance rénale, dans laquelle on constatait à la coupe le deuxième degré de la maladie de Bright (Rayer); la consistance était normale. Le rein droit était très-petit et ne pesait que 35 grammes, ce qui tenait à ce qu'une partie de cet organe était atrophiée et fibreuse : ce rein était comme cicatrisé à sa partie supérieure, et il ne restait que cinq ou six pyramides de Malpighi intactes ; les autres avaient disparu. Les uretères et la vessie étaient sans altérations.

Les poumons renfermaient de nombreux tubercules, surtout à leur partie moyenne. A gauche, un peu au-dessus de la racine du poumon, il existait une vaste caverne qui, s'irradiant dans une grande étendue, contenait un putrilage d'une odeur infecte, sans être toutefois gangréneuse ; à droite, c'était aussi dans le lobe moyen que se trouvaient les tubercules les plus avancés.

Les centres nerveux, examinés assez grossièrement, il est vrai, ne parurent point contenir de lésions spéciales.

Dans le cristallin, on trouva au niveau des stries, les lésions qui appartiennent à la cataracte molle ou demi-molle ; le reste de la lentille était sain. Dans les rétines, on put constater la varicosité des artères, l'augmentation de volume des veines ; la texture intime de ces membranes n'était pas altérée ; l'ambliopie, de date trop récente, ne s'accompagnait pas encore de toutes les altérations caractéristiques de l'atrophie avancée.

Obs. III. — Grosse tumeur ectasique, sacciforme, du canal pancréatique. (Recklinghausen, Drei Fälle von Diabetes mellitus, in Archiv. für pathologische Anatomie und Physiologie, t. XXX, 1864, p. 360).

K..., chapelier, 40 ans, était atteint de diabète depuis 1859. Il fut admis à l'hôpital de la Charité pour des ulcérations serpigineuses de l'ombilic et du nez, sans avoir jamais eu de syphilis. La quantité de sucre dans l'urine était de 4 à 5 p. 100 ; son poids spécifique était 1030. — Mort le 15 août 1863. Autopsie le 16.

La partie pylorique de l'estomac était comprimée par une grosse tumeur qui passait au-dessous du mésocolon transverse. L'estomac, adhérant légèrement à la tumeur, ne présente de particulier qu'un épaississement et quelques érosions hémorrhagiques de la muqueuse. Le duodénum est également sain, le canal cholédoque libre. La veine porte contient un sang noir, peu coagulé ; elle est contiguë au bord droit de la tumeur, et est un peu aplatie à l'endroit où elle quitte cette tumeur pour se jeter dans la veine porte hépatique ; les radicules de la veine porte sont également saines, la veine splénique est un peu élargie. Entre le bord droit de la tumeur et le duodénum, on peut encore voir la tête du pancréas dont les lobules sont mous. Le canal pancréatique, dont l'embouchure duodénale est libre, pénètre normalement dans la tête du pancréas, mais irrégulièrement dans la tumeur, et de telle façon que c'est non plus dans le tissu glandulaire qu'il pénètre, mais dans un tissu blanc, dur, qui va de la tête du pancréas à la tumeur. La partie du canal pancréatique qui pénètre dans l'extrémité de la tumeur est obstruée par une concrétion de la grosseur d'un haricot. La tumeur, elle-même a presque la grosseur de la tête d'un enfant, à peu près sphérique, et est formée par un sac fermé, contenant un liquide trouble, jaunâtre, qui laisse voir à l'œil nu des cristaux (cholestérine et aiguilles de graisse); il donne un dépôt blanchâtre qui se présente au microscope comme une masse granuleuse, avec des cellules rondes et des débris de cellules.

La paroi du sac a dans presque toute sa circonférence une épaisseur de trois millimètres; à la coupe, elle est grise, ardoisée en certains points; la surface interne est partout unie, avec des plaques blanches, épaisses, ressemblant aux plaques de sclérose des grosses artères. A la partie postérieure de la paroi du sac, on trouve un sillon étroit allant de gauche à droite, et dont l'extrémité gauche conduit à un canal du calibre d'une plume de corbeau, qui traverse la paroi. Si l'on veut suivre plus loin ce canal, on trouve que, hors de la paroi du sac, il se dilate tout à coup, et que sa surface interne est tapissée d'une couche blanche. Ce canal va dans un corps dur, ayant 6 millim. d'épaisseur, et qui à la coupe ne présente pas de lobule visible, mais un aspect glandulaire; il semble être le reste induré de la queue du pancréas. La longueur du canal, du sac à son extrémité, est d'un peu plus de deux pouces. Dans la queue du pancréas se trouve un autre canal, qu'on pourrait prendre pour le canal pancréatique.

D'où il résulte que l'extrémité droite du sillon trouvé précédemment, arrive au fond du sac, et que le second orifice en est distant d'environ deux pouces. L'orifice droit laisse pénétrer une sonde de 3 millimètres d'épaisseur, directement jusqu'au canal pancréatique, à côté de la concrétion déjà décrite. A la face postérieure du sac, on ne trouve plus rien du tissu du pancréas ; celui-ci a été envahi par la paroi de ce sac qui s'étend jusqu'au plexus solaire ; celui-ci est dur, blanc, mais non altéré. Les gros troncs qui se trouvent dans cette région et en particulier le tronc de l'artère cœliaque, la mésentérique supérieure, ne sont pas adhérents au sac et ne présentent pas de rapports particuliers avec lui.

Nous trouvons donc un sac contenant les produits de sécrétion du pancréas métamorphosés. Comment ce sac s'est-il produit? Est-ce une dilatation du canal pancréatique, consécutive à son oblitération par le calcul que nous avons trouvé? Ou bien le sac a-t-il été formé en dehors du pancréas, et a-t-il déterminé par sa pression l'atrophie et la disparition des éléments glandulaires du pancréas? S'est-il alors mis en communication avec le canal pancréatique? Dans la dernière hypothèse, on croirait plutôt à un anévrysme d'une des petites artères de la région, d'autant plus que la face interne de la paroi présente quelque apparence d'anévrysme, à cause de ses plaques de sclérose. Il est vrai que le contenu est en opposition avec cette idée. Quant à considérer le sac comme un kyste d'un autre genre, il n'y a rien de certain à ce sujet. La première opinion, qui consiste à regarder le sac comme une ectasie du canal de Wirsung, est encore la plus simple et la plus naturelle.

Dans les poumons se trouvaient de grandes cavernes, de la pneumonie caséeuse, des ganglions bronchiques. La corde vocale supérieure droite présentait une ulcération. Dans le gros et le petit intestin, des ulcérations tuberculeuses; sclérose légère dans les grosses artères.

OBS. IV. — Concrétions, ectasies du canal pancréatique et destruction du parenchyme glandulaire. (Recklinghausen, eodem loco).

B..., ramoneur, 26 ans, mourut le 6 juillet 1863, après avoir longtemps été atteint de diabète.

A l'autopsie, pratiquée le 7 juillet, on trouva à gauche une pleurésie récente, à côté de pneumonie caséeuse, avec une caverne considérable; au lobe inférieur gauche existait de plus un foyer de gangrène, et la nécrose de la plèvre qui le recouvrait avait été l'origine de cette pleurésie mortelle. Dans les bronches se trouvaient de petites ulcérations, sans noyaux miliaires ; de même à la partie inférieure de l'iléon. Dans la glande pinéale, un point pigmentaire, n'ayant pas encore la grosseur d'une tête d'épingle; le cerveau est, du reste, normal.

A la place du pancréas, on trouve un corps ne lui ressemblant à peu près que pour la grosseur et la forme ; ce corps est formé de lobules de graisse ordinaire, entourant le pancréas de telle façon qu'on ne trouve que quelques lobules sains dans la tête seule du pancréas, et perdus au milieu des parties graisseuses. Dans l'axe de ce corps s'étend le canal pancréatique très-fortement dilaté, présentant des renflements socciformes et des saillies; il contient un liquide visqueux, blanchâtre, tenant en suspension des corps qui, après analyse chimique, ont été reconnus pour des carbonates et des phosphates de chaux. Il existait en outre au milieu du conduit un gros calcul fusiforme ayant un pouce de longueur et 3/8 de pouce d'épaisseur; à côté, un autre avait un pouce et demi de longueur et 3/8 de pouce d'épaisseur. Tous deux ont une surface tour à tour finement et grossièrement grenue, et envoient de petits prolongements dans les points dilatés du conduit. Ils sont cassants, de couleur blanche, avec un léger piqueté gris. Les parois du conduit dilaté sont très-épaisses, de couleur blanche, et la face interne ressemble à celle du canal cholédoque.

Des conduits principaux partent aussi des ramifications dilatées, à parois épaisses, s'étendant dans les interstices des lobules graisseux. Ces ramifications contiennent aussi un liquide muqueux avec de petits calculs.

Après cet examen on doit évidemment croire à une inflammation chronique des conduits glandulaires du pancréas, produite par des calculs et ayant déterminé la destruction de l'organe sécréteur. Les lobules glandulaires et les cellules sécrétantes avaient été détruits et non transformés en ces cellules graisseuses que nous avons trouvées. On doit donc admettre que c'est plutôt la prolifération du tissu interstitiel et graisseux du pancréas qui s'est produite, après la destruction du parenchyme, que la dégénérescence graisseuse de ce dernier.

OBS. V.— Dégénérescence graisseuse du pancréas. (Alex. Sylver, in Transact. of the patholog. society of London, t. XXIV, 1873, p. 121.)

M. Sylver montre un fragment de pancréas qui a subi la dégénération graisseuse. Le malade est un homme de 32 ans, atteint de diabète. Il a mené une existence assez irrégulière ; quelque temps avant son admission, il a eu des selles remplies de matières grasses. Au début, les symptômes du diabète s'améliorèrent considérablement, mais plus tard se manifesta une altération des poumons qui amena la mort.

A l'autopsie, on trouva difficilement le pancréas qui, à première vue parut considérablement amoindri, et avoir subi complétement la dégénérescence graisseuse, à ce point qu'on ne retrouve plus les éléments de la glande; en quelques points l'organe est calcifié. Cette forme de lésion a été peu signalée.

OBS. VI. — Atrophie du pancréas. Diabète sucré (Munk et Klebs, in Lehrb. der path. anat., t. I, p. 536. Berlin, 1870).

Dans un cas de diabète sucré, je trouvai avec M. Munk, qu'il ne restait plus aucune parcelle du pancréas visible à l'œil nu ; l'enveloppe était éduite à une membrane lâche contenant les gros troncs vasculaires. A l'intérieur on trouvait des noyaux microscopiques, qui paraissent évidemment être les restes d'acini isolés. Du conduit principal du panréas ainsi que des conduits voisins, il ne restait plus rien à la coupe; prèts du canal cholédoque, où il était perméable, sa surface interne était recouverte d'une couche mince d'épithélium cylindrique

OBS. VII. — Dégénérescence graisseuse généralisée du pancréas. (Harnack, zür Pathogenese und Therapie des diabetes mellitus, in Deutsch. Archiv. fur klinische medicin, t. XIII, 1874, p. 593 ; et zur Pathogenese des Diabetes mellitus, Dissert. inaug., Dorpat, 1873).

Ce cas était celui d'un paysan de 33 ans, qui jusque-là avait été bien portant; la maladie dura un an. Le malade entra le 14 octobre 1872 à l'hôpital. A l'examen clinique on trouva un diabète au dernier degré: la quantité d'urine est de 14 à 16,000 ccb.; la quantité de sucre de 600 à 800 gr.; atrophie générale très-marquée; constipation avec météorisme. Hypertrophie légère du foie avec déplacement en haut; poumons suspects; à la suite d'une médication le météorisme diminua; mais bientôt se développèrent des douleurs névralgiques quotidiennes, qui tourmentèrent le malade d'une façon extraordinaire. En même temps, l'état général empira chaque jour, surtout après que se fut établie une fièvre quotidienne à exacerbation vespérale. L'appétit devint mauvais, puis vint une diarrhée incoercible; la température augmenta, la dyspnée apparut et le malade mourut le 22 décembre 1872.

Du 16 octobre au commencement de décembre, la quantité d'urine descendit de 16,000 à 4,000 ccb.; le sucre, de 671 à 92 gr. 4; l'urée atteignit 124 gr. et tomba à 51; la densité oscilla autour de 1030; le poids du corps diminua de 62 k. 300 à 56 k. 360.

Comme le malade ne mangeait plus dans les dernières semaines et qu'il avait eu des selles liquides, l'urée et le sucre atteignirent alors leur minimum. Il n'y eut plus que 100 gr. d'urine en vingt-quatre heures, et naturellement elle n'avait pas conservé son apparence ordinaire. En dernier lieu on trouvait à peine des traces visibles de sucre.

A l'autopsie, on constata une hépatisation étendue des deux poumons, à côté d'adhérences pleurétiques; engorgement du parenchyme du foie et de la rate. Altérations récentes de l'endocarde dans le ventricule gauche, principalement sur la mitrale (rétrécissement par suite de nouveaux dépôts fibrineux dans l'épaisseur de la séreuse), et enfin une affection catarrhale très-étendue de l'estomac et de la muqueuse de l'intestin. L'examen microscopique du pancréas à la surface duquel on trouva peu de chose d'anormal, révéla une infiltration graisseuse très-étendue de cet organe.

Obs. VIII. — Coliques et vomissements; polyphagie et polydipsie, glycosurie; amaigrissement rapide et excessif; lésions pulmonaires; muguet de la bouche et des grandes lèvres; mort. Destruction complète du tiers moyen du pancréas, atrophie des deux autres tiers. Hypertrophie des glandes de l'estomac et du duodénum. (E. Lancereaux. Bulletin de l'Académie de médecine, 1877, 2e série, t. VI, p. 1215.)

La femme A.-P. B..., âgée de 61 ans, de force et de constitution moyennes, a perdu son père, âgé de 50 ans, d'une fracture de jambe, et sa mère sans maladie connue, âgée de 78 ans; ni l'un ni l'autre n'avaient été chargés d'embonpoint, ils n'étaient ni goutteux, ni rhumatisants. Elle a eu sept enfants, dont cinq sont morts en bas âge, de congestion cérébrale; suivant elle une fille a succombé à 23 ans, à la suite d'un accouchement, une autre est bien portante et mère de cinq enfants. A Paris, depuis l'âge de 4 ans, cette femme s'est mariée dans sa vingt-cinquième année, et pendant trente et un ans elle a exercé la profession de concierge et habité des loges presque toujours humides et donnant sur des cours dont les murailles étaient souvent couvertes de champignons. Néanmoins ses couches avaient été heureuses; sa santé était toujours restée bonne; elle avait acquis vers la ménopause un très-léger degré d'embonpoint, mais elle n'avait été nullement malade jusqu'en septembre 1875, époque où elle éprouva quelques vertiges en même temps qu'elle fut prise de coliques, de vomissements alimentaires, accidents qui durèrent avec des intermittences pendant environ trente-six heures. Elle resta souffrante pendant quelque temps, s'amaigrit, et le 18 novembre 1875, elle entrait à l'hôpital de Lariboisière, dans le service de M. le Dr Guyot, qui constata la présence du sucre dans ses urines et la soumit à l'usage du pain de gluten. C'est pendant son séjour à Lariboisière qu'elle eut pour la première fois un appétit exagéré. Elle quitta cet hôpital le 5 décembre; le diagnostic de sa pancarte porte tumeur épigastrique, ce qui paraît indiquer qu'il existait à ce moment, indépendamment du diabète une grosseur anormale en cette région. Rentrée chez elle, cette malade boit chaque jour environ 3 ou 4 litres d'eau pure ou d'infusion de houblon et une certaine quantité de lait. Son appétit n'est jamais satisfait; elle mange à chaque instant et abondamment sans être jamais rassasiée; elle a surtout de l'appétence pour la mie de pain et les pommes de terre. Quelquefois l'appétit diminue, il survient une diarrhée de quelques jours; les matières sont poisseuses et extraordinairement fétides. Les forces s'en vont peu à peu, l'amaigrissement progresse; le travail est de plus en plus difficile. C'est alors qu'ayant fait une chute elle se décida à venir consulter à l'hôpital Saint-Antoine, où elle fut admise le 10 mars 1877, par notre collègue le Dr Anger, qui, au bout de quelques jours, nous proposa de l'accepter dans notre service.

Cette femme est pâle, amaigrie ; le tissu cellulo-adipeux a en grande partie disparu ; les muscles apparaissent sous la peau. Elle perd ses cheveux, aussi sont-ils peu abondants, clair-semés ; la plupart des dents sont altérées, il ne reste que les incisives supérieures et inférieures qui sont en partie déchaussées et couvertes de tartre. La peau est fine, amincie, sèche ; les yeux sont creux, la langue est fendillée, couverte d'un enduit blanchâtre ; l'appétit est peu exagéré, il en est de même de la soif. Cependant les urines sont abondantes ; les reins n'offrent rien de particulier. Le foie descend à un travers de doigt au-dessous des fausses côtes ; il est douloureux à la percussion ; la rate n'a rien. La respiration n'est pas troublée, les bruits du cœur sont normaux, le pouls est régulier. La vue est légèrement affaiblie depuis quelque temps ; la malade se plaint de voir des mouches volantes, des filaments qu'elle est tentée de saisir avec la main ; l'ouïe est plus faible à droite qu'à gauche. Les facultés intellectuelles sont intactes, la sensibilité est normale ; mais les mouvements sont peu énergiques, les jambes surtout sont particulièrement faibles et la malade peut difficilement marcher ; douleurs osseuses. Quinquina ; lait ; viande crue.

12 mars. La quantité d'urine des vingt-quatre heures est de 4 litres et demi ; ces urines, acides, pâles, décolorées, un peu troubles, ont une densité de 1,035 ; elles contiennent 373 grammes environ de glycose et 2 gr. 50 d'albumine. L'appétit est exagéré, la soif vive, les aliments ont leur saveur, ce qui n'existait pas au mois de janvier ; les selles sont régulières.

Du 13 au 16, la malade rend dans les vingt-quatre heures, de 4 litres et demi à 5 litres et un quart d'urine, elle mange les quatre portions de l'hôpital et boit 2 litres de lait et de la tisane.

Le 17. Elle n'a pu manger que deux portions, mais elle boit 2 litres de lait et 2 litres de houblon. Il en est ainsi jusqu'au 23 mars. Les urines, claires, sont dans la même proportion, 4 litres à 5 litres ; elles renferment toujours à peu près la même quantité de sucre.

Le 24. La malade revient à ses quatre portions, puis l'appétit tombe de nouveau.

Le 27. Il survient de la fièvre, et la température axillaire, prise au soir, s'élève à 40 degrés ; le lendemain matin elle est de 38,4. La malade est abattue, anéantie ; elle continue de boire 2 litres de lait et 2 litres de tisane, mais elle mange peu ; aucun désordre local ne vient expliquer ce changement.

3 avril. Il s'écoule une faible quantité de muco-pus par le conduit auditif droit ; les yeux sont excavés, sueurs fréquentes du visage ; somnolence presque continuelle.

A partir du 6 avril, la température est normale ; les urines sont plus claires, elles ne dépassent pas 5 litres 1/2. Ce même état se continue pendant toute la durée du séjour de la malade dans nos salles, c'est-à-dire qu'il y a tantôt de la fièvre et diminution de l'appétit, tantôt absence de fièvre et un appétit parfois exagéré ; la quantité de boissons ingérées est toujours d'environ 4 litres, et la quantité d'urines rendues, de 4 litres 1/2 à 5 litres. La malade tousse, et l'examen attentif des poumons nous permet de reconnaître enfin que la fièvre se lie à la présence de points disséminés de pneumonie lobulaire ; aussi avions-nous porté un pronostic grave, quand la malade vint à quitter l'hôpital à la fin d'avril. Elle continua de languir chez elle où elle put à peine quitter le lit, puis elle fut atteinte d'une éruption de furoncles qui se localisa tantôt à la région des cuisses, tantôt à la région des fesses ; en même temps elle éprouva des douleurs profondes des membres le plus souvent éveillées par le mouvement, mais, quelquefois aussi, spontanées.

Le 16 juillet, cette malade rentre dans nos salles ; son état a peu changé, elle est simplement plus pâle, plus affaiblie et plus maigre qu'à sa sortie. Soumise au régime qui lui avait été primitivement administré, elle se soutient pendant quelque temps, se lève dans la salle. Elle urine moins et ne rend pas plus de 2 à 3 litres d'urine dans les vingt-quatre heures. Examinées le 9 août, les urines contenaient 72 gr. de sucre par litre, proportion peu différente de celle qui existait pendant le premier séjour à l'hôpital.

24 septembre. La malade éprouve depuis quelques jours, sans cause appréciable, une somnolence presque continue. Elle est abattue, anéantie, se plaint de la lourdeur de son sommeil et d'une légère céphalée. Lavement purgatif. A partir de ce moment il survient de la fièvre, la température s'élève chaque soir à 38,5 et 39° ; en même temps l'appétit se perd, puis survient une diarrhée qui persiste pendant environ trois semaines. Il y a chaque jour trois ou quatre garde-robes ; les matières rendues sont fétides et poisseuses ; malheureusement elles n'ont pas été examinées au microscope.

4 octobre. La malade rend trois litres d'urine contenant 50 grammes de sucre par litre et des traces d'albumine. La température continue à s'élever le soir, tandis que le matin elle n'est que normale, parfois même elle n'atteint pas 37°. Il y a de la toux et une expectoration muqueuse ; d'ailleurs la percussion et l'auscultation révèlent l'existence de lésions matérielles au sommet du poumon gauche.

Le 12. Respiration soufflante, râles nombreux à ce sommet ; température : 37° le matin, 38° le soir.

Le 13. Au matin, la température axillaire ne dépasse pas 36° et quelques dixièmes (diarrhée). Les urines, un peu plus abondantes que les jours précédents, 4 litres, ont une densité de 1,030. La bouche est depuis quelques jours envahie par le muguet. La face interne des grandes et petites lèvres est tapissée de dépôts crémeux. pultacés, d'un blanc éclatant. Ces dépôts sont constitués par des cellules épithéliales, un grand nombre de spores libres et des tubes articulés semblables à ceux du muguet. Les urines, examinées le lendemain au microscope, laissent voir des cellules épithéliales en assez grand nombre; elles ne renferment aucune spore de cryptococcus cerevisiæ, ainsi que je l'ai observé dans un autre cas.

A partir du 16 octobre, il se produit une éruption de furoncles (8 à 10) sur la partie postérieure du tronc. Ces furoncles s'étendent les jours suivants.

Le 18. Les urines (quatre litres environ) contiennent seulement 35 grammes de sucre par litre ; leur densité est de 1,029. Les jours suivants, agrandissement de l'un des furoncles, véritable anthrax de la région sacrée, faiblesse de plus en plus grande, température plus élevée; 38° à 39° le matin, 40° et quelques dixièmes le soir, assoupissement, coma irrésistible. — Mort le 25 octobre.

Autopsie. — Léger œdème des jambes, absence de thrombose veineuse. L'anthrax situé à la région sacrée et un peu à droite offre une étendue de 4 centimètres; il présente à sa partie centrale une eschare noirâtre.

Le crâne est sclérosé, mais non épaissi; les méninges molles présentent quelques taches opalines à leur convexité et se séparent parfaitement bien des circonvolutions. La substance cérébrale est partout très-ferme et saine, le cervelet est normal, le quatrième ventricule et le bulbe sont dans un état de parfaite intégrité. Les artères cérébrales sont fort peu altérées. La moelle épinière est partout normale.

Le poumon gauche offre sur toute l'étendue de son lobe supérieur des adhérences anciennes, résistantes, membraneuses. Il présente au sommet, dans une étendue de 4 à 5 centimètres, une infiltration caséeuse. Semblables noyaux se rencontrent encore en petit nombre à la partie supérieure du lobe inférieur, congestion et œdème dans le reste de l'organe. Le poumon droit offre simplement quelques dépressions cicatricielles à son sommet; mais au niveau de son lobe inférieur, partie moyenne et postérieure, il existe trois noyaux de pneumonie lobulaire disposés comme les infarctus en forme de coin. Le plus volumineux de ces noyaux a la grosseur d'un marron; ramolli et brunâtre à son centre, il est plus ferme à sa circonférence et limité par une sorte de fausse membrane blanchâtre ; profondément on trouve quelques foyers peu étendus de pneumonie lobulaire; la base est œdémateuse. Absence de granulations tuberculeuses. à l'œil nu, même au sommet, malgré les dépressions cicatricielles qui s'y rencontrent.

Le péricarde, adhérent dans une faible étendue à la plèvre droite, n'est d'ailleurs pas altéré. Le cœur, un peu large et non chargé de graisse à sa base, contient un sang noir coagulé, un caillot mi-partie fibrineuse remplit l'oreille droite. Le muscle cardiaque est friable, grisâtre, bronzé; à la coupe, les faisceaux primitifs sont granuleux et légèrement stéatosés. La valvule mitrale est le siége de plaques multiples, jaunâtres et graisseuses; les valvules sigmoïdes de l'aorte, présentent de petites végétations papilliformes au-dessus du tubercule d'Aranzi. L'aorte, légèrement dilatée par places, offre au niveau de la crosse une dépression d'environ 2 centimètres d'étendue produite par la calcification et le retrait de ses tuniques.

L'œsophage est normal. L'estomac, élargi, est tapissé sur sa face interne par un mucus épais et visqueux, difficile à détacher. Toute la région cardiaque de la muqueuse est le siége de plaques étendues de vascularisation, semblables à celles que l'on observe dans la gastrite alcoolique; la portion pylorique est légèrement ardoisée. La première portion du duodénum présente une saillie comme cicatricielle et, dans son voisinage, un diverticulum qui rappelle l'ampoule de Water; en ce point la face externe de cet intestin adhère aux parties voisines. L'intestin grêle est normal; le gros intestin n'est pas altéré, il contient des matières durcies et du mucus en abondance.

Le pancréas est le siége d'une altération remarquable, il présente trois parties fort distinctes. Une première partie constituée par la queue est ferme, dure, résistante, manifestement atrophiée; elle a une étendue de 6 centimètres. Dans une seconde partie qui comprendrait un peu plus du tiers moyen de l'organe, le tissu du pancréas a totalement disparu. C'est à peine si l'on arrive à trouver la trace de son canal. Une troisième partie enfin est constituée par la tête de l'organe qui, petite et atrophiée, a néanmoins conservé sa forme et présente des grains glanduleux très-reconnaissables. Le canal pancréatique vient s'aboucher avec le canal cholédoque au niveau de l'ampoule de Water. Un stylet fin poussé dans ce canal se trouve arrêté au niveau du point où disparait la substance pancréatiqne; de même un stylet très-fin introduit dans la portion restante de la queue du pancréas est également arrêté près de la partie moyenne, de telle sorte que le canal pancréatique est d'abord rétréci, puis complétement refermé dans un peu p us de son tiers moyen, et par suite de cette altération, le parenchyme du pancréas s'est atrophié et a totalement disparu en ce point.

La queue du pancréas offre, à l'examen microscopique, un épaississement des cloisons avec atrophie graisseuse des épithéliums des lobules. La tête présente un épaississement fibreux des cloisons interlobulaires, une atrophie granuleuse et graisseuse des épithéliums d'un grand nombre d'acini; c'est à peine si quelques lobules ont encore leurs épithéliums intacts. Les ganglions du plexus solaire ne sont pas tuméfiés; leurs cellules sont normales.

Le canal cholédoque est large, coloré par la bile. Le foie volumineux pèse 1350 grammes; d'une consistance ferme normale, il est légèrement marbré de jaune et de brun sur une coupe et un peu congestionné. La vésicule biliaire, normale, contient une bile épaisse et noirâtre. La rate, volumineuse, pèse 254 grammes; résistante, ferme, elle crépite sous la pression des doigts. Les ganglions lymphatiques iliaques et lombaires ont un volume triple ou quadruple; ils ont une consistance médullaire, une teinte jaunâtre, une apparence lardacée à la coupe, et les ganglions de la partie supérieure du pancréas offrent la même altération. Les deux reins pèsent 360 grammes, ils ont une coloration normale, une consistance ferme. Les bassinets et surtout les calices sont dilatés; les pyramides de Malpighi sont atrophiées à leur sommet. Les uretères et la vessie sont normaux; cette dernière est un peu agrandie. Utérus normal; ovaires atrophiés.

Les muscles sont atrophiés; le tissu cellulaire a disparu. La moelle osseuse est abondante, gélatiniforme. La substance compacte des os est amincie.

BS. IX. — Diabète sucré, polyphagie et polydipsie; glycosurie, amaigrissement rapide; pneumonie lobulaire avec large excavation pulmonaire. Mort. Obstruction des deux canaux pancréatiques par des calculs de carbonate de chaux; dilatation de ces canaux et atrophie du tissu glandulaire; hypertrophie des glandes de l'estomac et du duodénum. (E. Lancereaux, loc. cit.)

J. B..., ébéniste, âgé de 42 ans, né en Belgique, domicilié à Paris, père de quatorze enfants, a perdu sa mère, d'aliénation mentale; son père vit toujours. Quant à lui, à part la syphilis contractée à 20 ans, et une perforation du voile du palais survenue un an plus tard, il s'est fort bien porté et sans le moindre embonpoint jusqu'au printemps de l'année 1874, époque à laquelle il fut atteint d'un anthrax du dos. C'est vers la même époque que son appétit augmenta pour devenir peu à peu insatiable, qu'il fut pris de soif vive et vit ses urines augmenter de fréquence. Bientôt après il remarqua qu'il perdait ses forces et s'amaigrissait, ce qui ne l'empêcha pas de continuer son travail.

Dans le courant de l'année 1876, il eut à plusieurs reprises une céphalée parfois intense, des éblouissements, et vit une partie de ses dents, autrefois très-bonnes, se carier. En été, principalement, il ne pouvait satisfaire son appétit et éprouvait une soif très-vive; il prétend qu'il rendait jusqu'à 14 litres d'urine dans les vingt-quatre heures.

En août, il fut pris d'un œdème des membres qui persista pendant huit à quinze jours.

Le 28 novembre, il venait réclamer nos soins. Cest un homme grand, mince, pâle, très-maigre, et qui, chaque jour, perd ses forces. Il a une soif inextinguible, un appétit insatiable, une polyurie abondante ; ces circonstances jointes à l'examen des urines rendent évidente l'existence d'un diabète. Aucun organe d'ailleurs ne paraît lésé, cerveau, cœur, poumons, sont sains ; le foie déborde très-légèrement ; il n'y a ni vomissements, ni diarrhée (quatre ou cinq portions de 5 à 600 grammes de viande crue, 2 litres de lait, bière).

Pendant tout le mois de décembre, le malade rend chaque jour de 6 à 7 et même 8 litres d'une urine acide claire, très-pâle. Ce liquide a une densité qui varie entre 1,030 et 1,039 ; il renferme une quantité de sucre qui oscille entre 500 et 560 grammes, et une quantité d'urée qui est en moyenne de 20 grammes, comme le montre le tableau ci-après.

Ces variations de quantité paraissent être en rapport, celle des urines avec la quantité de boissons absorbées, celle de l'urée avec la quantité de viande ingérée ; en tous cas, elles ne sont pas sensiblement modifiées même par une complication. Vers le 8 décembre, le malade commence à tousser, et au bout de quelques jours il expectore des crachats colorés, jaunâtres ou verdâtres, peu aérés, visqueux et intimement adhérents au vase. Ces crachats, qui ont tous les caractères de l'expectoration de la pneumonie franche, nous conduisent à explorer la poitrine, et nous constatons l'existence, au niveau de la région axillaire droite et en arrière, d'un souffle doux et de nombreux râles crépitants ; néanmoins, pas de réaction sensible, la température ne dépasse pas 37 degrés centigrades, du moins, le matin, de telle sorte que ce nouvel accident est à peine remarqué par le malade. Au bout de quelques jours, il est accompagné d'un œdème des membres inférieurs et même d'une partie du tronc. L'expectoration continue et les crachats conservent à peu près les mêmes caractères jusqu'à la fin de décembre. Dans les premiers jours de janvier, expectoration sanguinolente pendant trois jours ; à partir de ce moment, les crachats se modifient, ils sont blanchâtres, opaques, peu aérés et beaucoup moins visqueux, ils ressemblent aux crachats de la bronchite et plus tard à ceux de la phthisie pulmonaire.

A partir du mois de janvier l'appétit diminue ; la viande crue, dont le malade était amateur, est bien moins acceptée ; nous la remplaçons par de la viande grillée. L'amaigrissement progresse à vue d'œil, la quantité des urines diminue, des gargouillements sont entendus dans la fosse sus-épineuse du côté droit ; le poumon de ce côté respire partout assez mal ; à gauche, il existe d'abondants râles muqueux, et sur quelques points un souffle léger ou du moins une diminution notable du murmure vésiculaire.

Dates.	Densité.	Volume.	Sucre.	Urée.	Observations.
—	—	—	—	—	—
30 nov.	1037	6750	560 gr.	16.75	
1er déc.	1038	5900		20.65	
2 —	1037	6000		22.20	
3 —	1037	6000		23.70	
4 —	1034	7000		20.13	Une bouteille de bière.
5 —	1035	6000		17.79	
6 —	1035	6000		20.85	
7 —	1037	6500		17.79	Deux bouteilles de bière.
8 —	1035	6000		6.85	
9 —	1035	3500		31.50	
10 —	1033	7000		16.00	
11 —	1032	8000		17.50	
12 —	1035	7000		31.68	
13 —	1036	7000		?	
14 —	1034	7000		32.00	Viande crue
15 —	1033	8000		29.85	
16 —	1035	7000		28.00	
17 —	1035	7000		16.51	
18 —	1031	8000		?	
19 —	1033	7800		22.60	
20 —	1034	6000		10.76	
21 —	1033	7600		20.80	
22 —	1030	8000		16.69	

Les gencives sont molles, fongueuses et légèrement saignantes ; les dents tendent à se déchausser, et quoique très-belles autrefois, elles sont aujourd'hui pour la plupart altérées. La vue est à peu près normale, le malade ne s'en plaint pas.

Les urines sont moins abondantes ; elles dépassent rarement 6 litres ; leur densité, qui était au commencement de 1038, vers le 15 de 1035 et à la fin de ce mois de 1030, n'est plus que de 1024 à 1028 dans le courant de février. La quantité de sucre est également moindre, de 560 grammes elle tombe à 460. L'urée, qui diminue sous l'influence de la bière et augmente sous celle de la viande, est en somme moins abondante ; au contraire, les chlorures et les phosphates sont en augmentation. Les selles n'ont aucun caractère qui frappe, elles sont rares.

A partir du 15 février, la température s'élève : 37°,5 le matin, 38° et quelques dixièmes le soir. La lésion pulmonaire progresse et est accompagnée d'un dépérissement de plus en plus prononcé. A la constipation succède une diarrhée poisseuse, et bientôt il se produit de l'œdème ; l'appétit diminue et les digestions sont mauvaises. Le malade épuisé tombe enfin dans un marasme profond ; il ne peut retenir ni les matières fécales ni les urines ; il devient somnolent, cesse de manger et succombe avec du muguet le 8 mars.

Autopsie. — Les os du crâne sont amincis, les méninges normales ; les artères cérébrales sont saines, le cerveau et le cervelet normaux. Le plancher du quatrième ventricule n'a rien de spécial, mais le bulbe incisé est le siége d'une vascularisation marquée. La moelle épinière est un peu molle, légèrement injectée.

Le poumon gauche adhère à la paroi thoracique dans la plus grande étendue du lobe inférieur. Il est à sa base parcouru par des tractus membraneux qui le rétractent et lui donnent une apparence lobulée semblable à celle d'un rein de jeune enfant. Ses deux lobes sont réunis par des fausses membranes, le supérieur est fortement pigmenté ; intact à son sommet, il est altéré à sa base dans une grande étendue par la présence de petites masses lenticulaires blanchâtres ou jaunâtres qui se tranchent au couteau et offrent une surface de section chagrinée. Plus bas existe une masse caséeuse de 8 centimètres environ de diamètre, également blanchâtre, avec des points de pigmentation et une surface de section granuleuse comme dans la pneumonie lobulaire ; ailleurs le parenchyme est induré, lisse à la coupe, de teinte grise ou verdâtre, semé de points jaunes, caséeux, en voie de ramollissement. Les bronches sont normales, en tout cas peu dilatées. Le lobe inférieur ne présente aucune masse caséeuse, mais il est le siége, à la coupe, de tractus fibreux blanchâtres et de cicatrices rayonnées qui donnent raison des dépressions de la surface.

Le poumon droit (poids 1,470 grammes) est le siége d'une hépatisation lobulaire occupant les lobes supérieur et moyen. Le parenchyme offre à la coupe des taches de pigmentation interposées entre les lobules, qui sont les uns rosés ou grisâtres, les autres jaunâtres ou blanchâtres, la plupart peu consistants, légèrement granulés, et par places des points jaunâtres miliaires, très-différents des tubercules. A la partie centrale du lobe supérieur existe une excavation qui mesure 4 à 5 centimètres de hauteur, 2 à 3 de largeur, et qui renferme une bouillie blanchâtre, sorte de crème liquide. Le lobe inférieur est crépitant ; son parenchyme crépitant est comme celui du poumon gauche, parcouru de tractus fibreux entourés d'un pigment noir. Ces tractus irradient pour la plupart de quelques points centraux, et en cela ils ressemblent assez à ceux que l'on observait dans l'altération syphilitique dont j'ai entretenu récemment l'Académie. Les bronches correspondantes sont légèrement dilatées. Les ganglions bronchiques sont volumineux, pigmentés et pour la plupart récemment altérés.

Le cœur renferme des caillots cruoriques et fibrineux ; d'un volume à peu près normal, il présente une large plaque laiteuse sur sa face antérieure. Son tissu est assez rouge et ferme ; il existe un léger degré d'hypertrophie concentrique du cœur gauche, qui est l'indice d'une diminution de la masse sanguine.

Le foie, hyperémié, pèse 1,430 grammes. Sa consistance et sa coloration sont peu ou pas modifiées. A sa surface se dessine un riche réseau lymphatique. La bile est peu colorée. La rate est augmentée de volume un peu molle, et elle est le siége d'une légère dépression transversale. Les reins sont plutôt augmentés que diminués de volume. Le droit pèse 140 grammes ; son parenchyme normal adhère sur quelques points à la capsule. Le rein gauche est occupé par un kyste qui a le volume d'un marron, il est d'ailleurs normal. La vessie est large, légèrement hypertrophiée, la prostate est normale.

Les dents restantes sont déchaussées, pour la plupart cariées. L'estomac est large, manifestement dilaté ; ses tuniques, principalement la membrane muqueuse, sont hypertrophiées. Les glandes font saillie à la surface de cette dernière, qui se trouve recouverte d'un mucus épais, visqueux, très-adhérent. Les glandes duodénales sont très-saillantes et manifestement hypertrophiées. L'intestin grêle, injecté, contient des matières d'un jaune-verdâtre, ayant l'aspect de matières grasses, mais qui sont principalement composées de mucus coloré par la bile.

Le pancréas, siége de la principale altération, dut être cherché pendant quelque temps, et ce n'est qu'avec grand'peine que je parvins à le trouver, de sorte que si je n'avais eu à l'avance l'intention d'examiner cet organe il m'eût certainement échappé. Il est, en effet, considérablement diminué de volume, jaunâtre, mince, aplati, et d'aspect rubané. La substance parenchymateuse a disparu, et ce qui en reste se trouve transformé en granulations moléculaires grisâtres ou graisseuses. Le canal principal qui va se jeter dans le duodénum, un peu au-dessus de l'ampoule de Water, est élargi au point que son calibre n'est pas moindre que celui de l'uretère ; le canal accessoire, un peu moins large, aboutit à cette ampoule avec le canal cholédoque. La cause de la dilatation des canaux pancréatiques est la présence, dans leur intérieur, de nombreux calculs d'un blanc brillant et d'un volume variable. Ces calculs ont des arêtes nombreuses ; ils sont légers, entièrement composés de carbonate de chaux ; l'un d'eux, cylindrique, et dont le volume dépasse celui d'un gros pois, a une longueur de près de 2 centimètres, les autres sont moins volumineux, mais très-nombreux, de sorte que le canal principal est comme bourré par ces corps étrangers dans toute l'étendue de la tête de l'organe, et le canal accessoire dans toute sa longueur ; aussi est-il facile de suivre ces canaux. Les conduits qui viennent s'y aboucher ont, pour la plupart, leurs orifices bouchés par des calculs plus petits, de telle sorte que la glande tout entière se trouvait dans l'impossibilité absolue de sécréter, au moins depuis un certain temps.

Les ganglions semi-lunaires se font remarquer par leur fermeté et leur volume relativement considérable ; en somme, ils paraissent hypertrophiés. Les cellules nerveuses uni et bipolaires existent avec leurs noyaux et leurs prolongements ; elles sont en grand nombre, et partant ces ganglions sont intacts. Les muscles sont partout décolorés, amincis et réduits à de simples bandelettes. Les os sont manifestement raréfiés, les côtes et les corps vertébraux se tranchent facilement au couteau. Le tissu cellulaire adipeux a totalement disparu.

Obs. X. — Diabète sucré avec atrophie du pancréas. (Seegen. Der diabetes mellitus. Berlin, 1875, p. 321).

M. W..., né à Vienne, 38 ans. Deux sœurs mortes de mélancolie. Le malade assez naturellement ; il vint à Paris et y fut pris d'une soif très-intense, qu'il attribua au changement d'existence ; il se rappelle avoir mangé à cette époque beaucoup de choses sucrées. Il rendit le 25 octobre une grande quantité d'urine.

L'analyse de l'urine donna le 28 octobre 6 0/0 de sucre. Les analyses suivantes, dans l'hiver et le printemps de 1867, donnèrent :

14 février. En vingt-quatre heures, urine 3,200 gr., sucre 2,95 0/0. poids total 94 gr., urée 2,78 0/0, poids d'urée 88 gr. 9.

Le 13. En vingt-quatre heures, urine 2,880 centimètres cubes, densité 1,035, sucre 4,58 0/0, poids total 132 gr., urée 2,3 0/0, poids total 66 gr.

En mai 1867, le malade va à Carlsbad.

Etat actuel. — Visage pâle, yeux saillants, corps peu maigre, poids 132 livres. Sécheresse de la bouche, langue déchirée sur les bords, thorax et abdomen normaux, diminution des forces.

Examen de l'urine : sucre 2,9 0/0, poids total 72 gr. 5, urine 2,500 ccb.

Du 11 mai au 7 juin, il urine 2,500 à 3,520 ccb. par jour ; la densité reste à 1,035, la quantité de sucre tombe de 113 gr. à 19 gr. c'est-à-dire de 4,35 à 0,7 0/0.

Le poids du corps est de 130 livres. Pendant l'hiver, l'amaigrissement continua et le malade perdit ses forces. L'appétit resta bon, mais le malade se plaignait d'un goût d'amertume dans la bouche.

Du 3 février au 3 avril, la moyenne de l'urine est de 3,500 ccb. par jour, le sucre tombe de 162 gr. 2 à 124 gr. 2 et l'urée monte de 48 gr. 5 à 70 gr. 5.

A son retour à Carlsbad, en mai 1868, il était très-amaigri. Son poids n'était plus que de 102 livres, grande lassitude.

Du 19 mai au 25 juin, la quantité d'urine varie de 4,500 à 5,650 ccb., le sucre de 157 gr. 5 à 185 gr. 2.

Au retour de Carlsbad, poids 103 livres.

11 mai. Urine 4,420 ccb., sucre 4 0/0.

Le 19. Urine 5,100 ccb., sucre 4,2.

Le 25. Urine 4,080 ccb., sucre 2,2.

1er juin. Urine du jour 4,040, de la nuit 3,060; sucre du jour 2,4 0/0, de la nuit 4,2.

Le 8. Urine du jour 2,040, de la nuit 3,060 ; sucre du jour 3,8, de la nuit 4,1.

Poids 106 livres. Le malade se trouve plus à l'aise. En octobre 1869 il mourut tout à coup la nuit, étant encore allé le jour à son club.

A l'autopsie on trouva une infiltration caséeuse des deux sommets des poumons ; foie petit, flétri. Le pancréas est diminué de la moitié de son volume, mou; le ganglion du plexus solaire est petit, flétri ; la tête ne fut pas ouverte.

Obs. XI. — Diabète sucré, avec évacuations alvines graisseuses, lésions du pancréas. (Goodmann, in Philadelphia medical Times, 22 juin 1878, p. 451.)

M. Z..., colonel, 55 ans, entré dans l'armée en 1861 avec une excellente santé, pesant environ 190 livres. Dans l'été de 1862, jaunisse, diarrhée, toux, fièvre, considérées comme une attaque de malaria-typhus; guérison. Nouvelle diarrhée à la fin de 1863, pour laquelle il obtint un congé; nouvelle apparition de la diarrhée après la marche de Sherman et nouveau congé en 1865. En juillet 1863, son cheval est tombé sur lui: on crut à un traumatisme de la moelle, d'où résultaient des douleurs dans le dos et les membres. On l'envoie à l'hôpital général de Georgetown. Après cette chute, persistance des douleurs dorsales et engourdissement des membres. Sa femme affirme qu'il eut après la guerre une diarrhée des plus graves, à ce point qu'on désespéra de le sauver.

Depuis 1867 ou 1868, j'observais que sa santé périclitait graduellement. Le 16 octobre 1873, je suis appelé pour la première fois à lui faire une visite médicale. Je le trouvai émacié, pesant 125 à 130 livres; diarrhée assez incessante pour le retenir au lit, sortie involontaire de matières ayant la consistance de l'huile douce et laissant des taches graisseuses sur ses draps. Il avoue boire 2 gallons (9 litres) d'eau par jour. Ni fièvre, ni douleur, mais simplement de la prostration.

Le 16 octobre, on recueille de l'urine et des féces, qu'examine M. Bertolet. Poids spécifique de l'urine 1044, réaction acide, sans sédiments. Urate et acide urique diminués, chlorures en quantité normale; en apparence moins de phosphates, de phosphates terreux et de sulfates. Comme produits anormaux, pas trace d'albumine, mais du sucre en grande quantité; le sulfate de cuivre, etc., rapidement réduit. Les féces contiennent des cellules muqueuses épithéliales, à différents degrés de désintégration et des matières étrangères; la plus grande partie est formée de graisse, sous forme de masses sphériques, résultat de l'agglomération intime de petits cristaux, comme ceux de margarine. Grande solubilité par l'addition du chloroforme.

Nous n'avons trouvé, avec M. Da Costa, aucune tumeur dans l'abdomen. Le malade est soumis à un régime dont on exclut les substances grasses et féculentes : lait écrémé, pain de gluten, pancréatine et pepsine, avec quinine et opium à faible dose. Sous l'influence de ce traitement, les masses musculaires augmentèrent, la diarrhée cessa, plus de graisse dans les féces, le sucre diminua dans l'urine ; mais chaque fois que le malade n'observa pas ce régime, la diarrhée et les évacuations graisseuses réapparurent et la quantité d'urine augmenta.

Pendant un an que je le soignai il put vaquer à ses occupations. Il fut ensuite confié aux soins de M. Mac Clintock, jusqu'à sa mort en juin 1876. Un mois ou deux avant sa mort, je le trouvai hydropique et très-faible.

Autopsie. Juin 1876, trente-neuf heures après la mort. Corps dans la glace, émacié.

Dans la cavité abdominale, une petite quantité de sérosité, sans adhérences par inflammation récente.

Dans la plèvre droite, adhérences solides au lobe supérieur; on y trouve de nombreuses ecchymoses; dans la partie inférieure, collection de sérosité, et amas de lymphe floconneuse. Dans la plèvre gauche, quelques adhérences anciennes du poumon gauche à la paroi thoracique; collection peu considérable de sérosité, sans lymphe récente. Le péricarde contient peu de sérosité, avec quelques flocons de lymphe. Le cœur est recouvert d'une légère couche de graisse. Ventricule gauche hypertrophié. Rien d'anormal à noter sur les valvules aortiques, mais l'orifice est rigide à cause des lésions athéromateuses et même calcaires qui siégent immédiatement au dessus des valvules. En versant de l'eau par l'aorte on constate un léger degré d'insuffisance. La mitrale est athéromateuse par places.

Le poumon gauche crépite dans toute son étendue; il est plus congestionné en arrière; lobe supérieur normal, à la coupe le lobe inférieur laisse exsuder en abondance du sang et de la sérosité légèrement spumeuse; son parenchyme n'est pas altéré. Dans le lobe inférieur du poumon droit, il existe des noyaux caséeux nombreux, et une caverne du volume d'un œuf de poule, contenant une matière épaisse, jaune blanchâtre. Le lobe inférieur est carnifié en grande partie, (compression de l'exsudat inflammatoire), sans masses caséeuses, sans lésions évidentes de pneumonie.

La capsule qui enveloppe la rate est entièrement fibreuse (inflammation) ; celle-ci est longue (6 pouces), assez ferme, régulière de contour ; le tissu est normal à la section.

Le rein gauche est plus congestionné, sa surface est inégale, sa capsule adhérente. A la coupe les vaisseaux sont très-visibles, les rapports, entre les substances médullaire et corticale, normaux. L'organe entier est augmenté de volume. Le rein droit offre à peu près les mêmes apparences, moins congestionné et sa capsule moins adhérente. Les capsules surrénales sont normales en poids et en consistance ; la portion médullaire semble plutôt augmentée de volume.

Sur le côté gauche de la colonne vertébrale, au-dessous et en arrière de l'estomac, on trouve une masse arrondie, ferme, du volume d'une grosse orange ; elle est très-adhérente en arrière, surtout au tissu conjonctif au-dessus du rein gauche. Cette tumeur, soigneusement disséquée, n'est autre que la queue du pancréas devenue volumineuse. C'est un kyste à parois fermes, rigides à ce point qu'il ne s'affaisse pas et qu'on ne l'entame que difficilement, bien que son contenu se soit échappé, en l'arrachant, en un point où la paroi était amincie et adhérente. Malheureusement on ne put recueillir ce liquide. Il était d'une couleur jaune verdâtre, d'une consistance plus fluide que le blanc d'œuf. La dissection démontre que la cavité du kyste n'avait aucune communication avec le conduit pancréatique. Sa face interne était recouverte d'une matière d'un brun sale, de consistance gélatineuse, épaisse, pouvant s'enlever facilement par le râclage, mais sans tendance à se désagréger. En quelques points, cette matière avait une coloration noire. Dans l'intérieur du kyste on trouve, attachée à sa paroi droite, une masse arrondie, du volume d'une grosse prune, avec un court pédicule fibreux. Ce corps se meut facilement sur ce pédicule. Le conduit pancréatique s'étend de l'intestin à l'extrémité de l'organe, près du kyste où il se termine brusquement. La lumière du canal est très-large dans toute l'étendue du corps de l'organe ; il diminue seulement à l'approche du kyste. La partie du canal qui traverse la tête du pancréas pour se rendre à l'intestin est plus étroite que normalement ; la sonde pénètre difficilement dans ce conduit au voisinage de l'intestin. Lorsqu'on ouvre le conduit à l'union de la tête et du corps, on y trouve deux sacs ou poches renfermant une matière calculeuse. Le tissu glandulaire de l'organe semble entièrement atrophié ; la tête du pancréas n'est constituée que par une masse de tissu fibreux, qui se continue avec du tissu connectif de nouvelle formation agglutinant le pancréas, le duodénum et le côlon transverse. Ce tissu conjonctif enveloppe les vaisseaux sanguins de la région dont il reçoit de nombreuses petites branches ; il opère évidemment une pression, une constriction sur le conduit.

Le conduit biliaire commun, enveloppé aussi dans cette masse, est peu dilaté ; à son entrée dans l'intestin il est légèrement rétréci ; moins que le canal pancréatique.

L'artère splénique longe le bord du pancréas atrophié, puis la paroi postérieure du kyste, il lui envoie une branche assez considérable, qui apparemment pénètre dans ce kyste et se termine dans le pédicule de la tumeur. On ne peut suivre du reste leurs connexions.

La veine porte, et la terminaison de ses branches principales passent dans la partie la plus déclive de ce tissu connectif et ne paraissent pas en souffrir.

Le foie est volumineux, son contour bien régulier, sa capsule recouverte çà et là de taches ou plaques blanches. Sur la surface du lobe droit est un léger point d'atrophie. Le tissu paraît normal à la coupe. La vésicule biliaire contient une bile d'un jaune brillant ; on y trouve deux petites concrétions ; la muqueuse semble saine ; son canal et le canal hépatique paraissent larges ; on n'y trouve aucune constriction, aucune lésion inflammatoire. Le tissu connectif du hile du foie, enveloppant les conduits biliaires et les vaisseaux, est considérablement augmenté de volume,

L'estomac est contracté, sa muqueuse a des lésions cadavériques, mais rien d'anormal.

L'examen microscopique du contenu de l'intestin ne décèle rien de spécial. On trouve des granules d'amidon, des fibres musculaires partiellement digérées, beaucoup de globules d'huile et de la matière granuleuse amorphe.

L'épithélium des tubuli de la substance corticale du rein a subi la dégénérescence graisseuse. A la périphérie de l'organe, il y a augmentation du tissu conjonctif, surtout au-dessous de la capsule et dans les parties profondes avoisinantes.

OBS. XII. — Obstruction complète des conduits biliaires et pancréatiques. (Harley, in Transactions of the pathological society of London, t. XIII, 1862- p. 118).

C'est un cas présentant une grande obscurité. Il s'agit d'un homme de 58 ans, qui, quatorze ou seize mois avant sa mort, devint très-souffrant. A cette époque apparaît un ictère qui ne fit qu'accroître. Au début de sa maladie, impossible de trouver la vésicule biliaire, mais on la sent aujourd'hui, sous les fausses côtes. Après une évacuation qui fut qualifiée de bilieuse, la tumeur disparut subitement et ne réapparut jamais depuis. Au début il n'y avait aucune tumeur, mais un médecin éminent pensa qu'il y avait une affection organique du pancréas ou du foie. Les selles étaient argileuses ; sauf ce symptôme et la jaunisse, il n'y a aucune apparence de calculs biliaires. Le Dr Harley le voit en octobre dernier : le malade rendait alors des matières grasses avec les selles, matières qu'on supposa *a priori* venir de la bile, mais après examen, on crut au contraire à la présence d'huile de foie de morue altérée, car on n'y trouva que des acides margarique et stéarique. On supposa alors qu'il existait une obstruction du canal pancréatique. Dans l'urine on trouva des acides biliaires et de la matière colorante de la bile ; aussi on diagnostiqua une obstruction portant à la fois sur les conduits biliaires et pancréatiques. Quatorze jours plus tard, sensibilité de la région du foie. Souvent on examine l'urine, et une fois on y trouve de la leucine et de la tyrosine. Frerichs ayant établi que ces substances se trouvent dans les cas de foie contracté, Harley et Prance, après examen minutieux, conclurent à une atrophie du foie. Un autre point intéressant de cette observation, c'est que l'urine qui fut régulièrement examinée, était exempte de toute albumine. L'acide urique existait en petite quantité, ce qui confirmait l'idée de l'absence de toute lésion organique du foie. Il rendait chaque jour 27 gr. d'urée, preuve que la digestion se faisait bien ; mais graduellement l'urée diminua et plus tard on n'en trouva plus que 15 gr. Trois semaines avant la mort, le sucre apparut dans l'urine, symptôme de mauvais augure, car M. Harley vit plusieurs fois, dans des affections chroniques, le sucre apparaître quelque temps avant la mort. Après la mort, on trouva du sucre en très-grande quantité dans l'urine.

A l'autopsie, on trouva la vésicule biliaire largement dilatée, remplie de bile visqueuse comme du goudron. Le conduit biliaire était dilaté, le conduit commun avait 2 pouces de large. Le foie était petit et dense, la bile s'en écoulait dans toute l'étendue. La tête du pancréas était augmentée de volume, à la coupe il en sortait du pus en quantité. Il existait une dilatation considérable du canal pancréatique, comme des conduits biliaires. En ouvrant le duodénum, on trouva un sinus qui communiquait avec l'abcès de la tête du pancréas. La tumeur du pancréas était de nature essentiellement inflammatoire. Dans les reins on trouva des abcès; sa structure examinée fut trouvée très-adipeuse. A l'examen de l'urine, après la mort, on découvrit à peine des traces d'albumine. Ce cas est des plus instructifs, car il démontre combien il est important d'utiliser la chimie dans les procédés diagnostiques des maladies des organes abdominaux.

Obs. XIII. — Diabète, ictère par oblitération des conduits biliaires, affection du pancréas, ulcération du duodénum, évacuation considérable de graisse par le rectum. (R. Bright, Cases and observations connected with disease of the pancreas and duodenum, in medico-chirurg. Trans. of London, t. XVIII, p. 3, 1833).

James Barnes, âgé de 49 ans, domestique dans un bureau de roulage, d'habitudes sobres et régulières, commença en mars 1827 à ressentir une soif et un appétit immodérés, avec des douleurs lombaires constantes. Il urine fréquemment et son urine est pâle. Ces symptômes s'accompagnent d'émaciation, mais ce n'est guère qu'en août qu'on affirme l'existence du diabète. Au commencement de septembre, apparition de l'ictère, sans être précédée d'aucune sensation douloureuse. Il subit différents traitements jusqu'en décembre, époque à laquelle je le vois pour la première fois. A ce moment il est très-débilité, quoiqu'il ne soit pas encore très-maigre. Même soif et même appétit, pouls à 80, dépressible, coloration ictérique très-prononcée. Il rend environ 9 pintes d'urine en 24 heures; urine très-colorée, tachant son linge. Elle est très-sucrée, et sa densité est 1039. Déjections très-copieuses et peu colorées. A cette époque le foie est difficile à percevoir au travers des téguments qui sont encore chargés de graisse. Je conseille au malade de la viande, avec quelques légumes verts, de la laitue, le moins de pain possible; de s'abstenir de racines, de fruits et de toute alimentation sucrée ou féculente; de boire du thé sans sucre, de la bière acide et du vin coupé d'eau. Avec cette nourriture je prescris une mixture amère et aromatique et du bicarbonate de soude.

18 décembre. Il commence à noter la quantité de liquide absorbé et d'urine rendue en 24 heures; il continue ainsi, une semaine exceptée, jusqu'à ce qu'il devienne trop faible pour pouvoir écrire.

Du 4 au 18 décembre, l'urine baisse graduellement en quantité et en densité, à ce point qu'à la dernière date l'attention n'est plus portée que sur la rétention de la bile. On ajoute alors à son traitement des pilules d'hydrarg. et d'extrait taraxac.

Le 24. La peau est toujours colorée en jaune clair, les selles sont régulières. L'urine est moins colorée que la précédente semaine; elle a totalement perdu son goût sucré, sa densité n'est plus que de 1015, ou plutôt au-dessous qu'au-dessus de la normale. Ce jour là, il absorbe 6 pintes et ne rend que 4 pintes d'urine.

A ce moment, le malade peut être considéré comme n'ayant plus de symptômes diabétiques, ou tout au moins de sucre. J'ai fait alors plusieurs fois l'examen du foie : il était très-facile à sentir, d'une consistance dure et résistante, dépassant les côtes de 3 ou 4 doigts; on perçoit son bord arrondi et son encoche; quoique les parois abdominales ne soient pas très amincies, on sent parfaitement la vésicule biliaire largement distendue. La bouche, dans ces derniers jours, souffre du traitement mercuriel que l'on cesse alors. On continue le taraxacum et la mixture tonique et alcaline.

Le 28. Sans changement notable de symptômes, le malade rend, par l'anus, une grande quantité de matière grasse, jaunâtre, ressemblant beaucoup à du beurre qui se serait figé après avoir été fondu. Cette matière suit les féces et reste à la surface des déjections. Nous ne pouvons en trouver l'origine dans sa nourriture, car depuis qu'il nous est confié, il est soumis à un régime sévère et n'a pris aucune substance grasse.

Traitement : liqueur potassique.

Le 31. Les évacuations perdent leur apparence graisseuse. La densité de l'urine reste à 1015; mais malgré cette amélioration apparente, le malade devient manifestement plus faible, plus émacié, par l'obstruction persistante des voies biliaires et le trouble consécutif de nutrition. Les selles ont mauvais aspect, renferment des aliments à demi-digérés; elles sont semblables à de la colle et ont une odeur de féculents. L'action du mercure s'atténue; en raison d'une douleur dans la région hépatique on y applique un vésicatoire.

Même traitement.

8 janvier 1828. Le malade est encore plus débilité que la semaine précédente et il reste très-ictérique. Dans les 24 heures, il a eu 4 ou 5 garde-robes, contenant encore la matière grasse, déjà décrite et quelques fragments de matières non digérées. L'appétit est bon mais non exagéré. Sommeil agité, ne durant pas plus d'une heure et demie chaque fois. La langue est brunâtre au centre, mais humide; si ce n'est cette légère altération, elle est normale. Le pouls est petit, à 84. Urine très-colorée, 1020 de densité. On ajoute une quantité considérable de pain à sa nourriture, qui naguère était toujours uniforme.

Traitement : potion aromatique et teinture d'opium. Contre l'engorgement du foie, emplâtre mercuriel.

Le 13. Les selles se réduisent à trois dans les 24 heures; la veille, deux selles considérables; toujours de consistance de la colle, filamenteuses, de coloration pâle.

Le malade est évidemment plus maigre, son caractère est assombri; sa peau reste au même état. On sent parfaitement le bord du foie et la grosse extrémité arrondie de la vésicule biliaire.

Abdomen flasque; douleurs passant de droite à gauche et empêchant le sommeil. Langue nette, pâle; pouls à 87, faible. Ventouses scarifiées sur le côté droit; 4 pilules bleues, 2 grains d'ext. de pavôt. Le lendemain, la douleur du côté droit s'est atténuée. 4 pintes d'urine en vingt quatre heures ; il a bu 5 pintes 1/2 ; densité de l'urine 1020, celle du sérum (ventouses scarifiées) 1030.

Le 16. Diarrhée considérable, 5 selles la nuit précédente, colorées en noir, contenant un peu de matière grasse, mais moins que précédemment. Appétit modéré, le sommeil est plus agité. Mixture astringente ; on cesse les pilules.

Le 21. Plus faible, à peine peut-il se promener près de la maison. Diarrhée toujours considérable, 6 selles en un jour, matières noires non digérées. Les pieds, pour la première fois, sont légèrement œdématiés. La peau est toujours jaune. L'émaciation va croissant, le sommeil est plus agité. Il ne se plaint plus de la soif, mais l'appétit est toujours énorme.

Dès le commencement de février, il est au plus mal.

Vers le 10, apparition de signes pleurétiques à gauche.

Le 26. La quantité d'urine est seulement de 2 pintes 1/2, densité de l'urine 1006 ; quoique la nourriture soit entièrement composée de fibrineux, la densité et la consistance de l'urine n'augmentent plus. Il meurt sans douleur, usé par l'émaciation, la faiblesse, l'insomnie, mais gardant toute connaissance jusqu'au dernier moment.

Autopsie. — Membres flasques ; toute la peau est d'un jaune sombre ; émaciation générale considérable, œdème léger des jambes.

Les deux plèvres colorées par la bile, les deux poumons sains, sauf le lobe inférieur gauche où l'on constate les traces d'une pleurésie suraiguë ; il est revêtu d'une couche épaisse de fibrine, gélatiniforme, qui tombe lorsqu'on enlève les poumons. Cette fibrine existe aussi sur le diaphragme et à la partie postérieure de la plèvre, près de l'angle des côtes ; elle est teinte par l'ictère. Dans le poumon, on trouve un petit abcès du volume d'une olive, près du bord qui repose sur le diaphragme.

Le péricarde est coloré par la bile ; les gros vaisseaux près du cœur ont une teinte jaune dans toute leur épaisseur.

Le cœur est petit, contracté, mais garde ses proportions naturelles ses valvules sont saines.

L'abdomen contient plus d'un gallon (4 à 5 litres) d'un liquide olive sombre. La vésicule biliaire est distendue par une bile épaisse, noirâtre ; le fond fait saillie en avant quand on enlève les parois abdominales.

Le foie offre une couleur olive très-foncée, due à l'imprégnation de la bile. Les conduits biliaires sont très-dilatés, le canal cholédoque assez distendu pour admettre facilement le petit doigt ; sa face interne offre un aspect alvéolaire ou réticulé, se terminant en cul-de-sac dans la substance altérée du pancréas ; à son extrémité existe un dépôt rugueux, blanc, de fibrine ou de cholestérine.

La tête du pancréas, réunie aux glandes voisines, forme une masse globulaire, dure, autour de laquelle tourne le duodénum et à laquelle cet intestin ainsi que le pylore étaient solidement adhérents ; en deux endroits où le pancréas et le duodénum étaient agglutinés ensemble par la maladie, on trouve une ulcération à bords durs, squirrheux, ntéressant toute l'épaisseur de l'intestin ; l'une d'elle a l'étendue d'un shilling, l'autre seulement d'un penny (décime). Le pancréas était dur, cartilagineux au toucher, d'une couleur jaune brillante.

A l'incision, le foie avait un aspect de porphyre, vert foncé, grenu comme le granit sombre ; les conduits très-dilatés étaient remplis de bile qui s'échappait à l'incision. En quelques endroits du foie, on trouve de petites masses irrégulières, de consistance dure, plus foncées que la substance du foie.

L'estomac était légèrement injecté.

La rate avait une structure normale ; la surface était rendue inégale par des dépôts cartilagineux.

Les intestins étaient à peu près normaux, un peu opaques, leur tunique interne pâle.

Les reins paraissaient sains à l'extérieur, la substance tubuleuse était plus congestionnée que d'habitude ; dans quelques tubes s'était déposée une substance fibrineuse ou calcaire. Les bassinets n'étaient pas vascularisés mais teints par la bile. La membrane interne de la vessie était exempte de toute congestion, mais son apparence réticulée indiquait une suractivité de la tunique musculaire.

L'aorte et les iliaques offraient en différents endroits des dépôts osseux, recouverts d'une substance sombre ; en cet endroit la tunique interne avait été détruite par ulcération ou absorption.

Obs. XIV. — Carcinome de la tête du pancréas, oblitération du canal cholédoque et du canal de Wirsung ; ectasie de ce dernier et des conduits biliaires ictère. Hémorrhagie intestinale. Diabète sucré, dysentérie, mort par épuisement. (Frerichs. Traité pratique des maladies du foie et des voies biliaires, trad. franç. de Duménil et Pellagot, 3e éd., p. 147).

Guillaume Vogel, maçon, 50 ans, fut admis à la clinique, le 13 février 1854, et mourut le 19 avril.

Depuis un an, suivant son rapport, ce malade éprouvait à la région épigastrique des douleurs qui n'étaient que passagères et fixaient peu son attention, parce qu'elles n'occasionnaient aucun trouble notable dans sa santé générale. Depuis le commencement de décembre, c'est-à-dire depuis environ trois mois, les téguments avaient pris graduellement une teinte ictérique ; en même temps les douleurs, tout en restant passagères, se faisaient sentir plus vivement dans la région du foie, et s'irradiaient vers l'épaule droite. On observa en outre, à différentes reprises, dans les selles, des masses ayant l'aspect du goudron, sans que la nature des aliments pût être invoquée comme cause de cette coloration.

La peau du malade est d'un jaune brun, le ventre mou et peu distendu, sans douleur à la pression. Le foie est situé plus profondément qu'à l'ordinaire, son volume est un peu augmenté. L'obscurité du son fourni par la percussion occupe 13 c. sur la ligne sternale, 12 c. sur la ligne du mamelon, 11 c. sur la ligne axillaire. On sent le bord tranchant de l'organe à peu près à 2 pouces au-dessous des fausses côtes ; à gauche, ce bord est mince et donne la sensation d'une soupape ; en le suivant du côté droit, on arrive, à 2 pouces et demi à droite de la ligne blanche, sur une tumeur pyriforme, lisse, élastique, qui se déplace dans les mouvements respiratoires et présente de la sensibilité à la pression. Cette tumeur dépasse le bord du foie d'environ 7 centimètres à gauche; à côté d'elle et un peu plus haut la main exploratrice arrive par une pression plus profonde sur une autre tumeur dure, inégale, qui ne se déplace nullement, mais dont on ne peut déterminer exactement la forme. Une selle, qui venait d'être rendue, était formée de matières semblables à du goudron, évidemment colorées par du sang, et témoignait d'une hémorrhagie siégeant dans la partie supérieure de l'intestin.

L'appétit est conservé ; pas de vomissements, pouls mou à 60.

Le cœur est à l'état normal. On entend, au sommet des deux poumons, une respiration rude, et la percussion y donne un son obscur, dans un espace circonscrit.

L'urine a une couleur brune, verdâtre ; elle est en quantité convenable et ne contient pas d'albumine. Le diagnostic dut porter sur une oblitération du canal cholédoque, par un carcinome du pancréas avec participation vraisemblable du pylore. En faveur du siége du produit de nouvelle formation dans le pancréas, on avait la situation, la fixité complète et la forme de la tumeur, plus globuleuse qu'on n'a coutume de la rencontrer dans le simple cancer du pylore. Contre cette dernière hypothèse, nous avions aussi l'absence de vomissements, ainsi que la lésion du canal cholédoque qui est plus rarement atteint par la dégénérescence venant du polyre. Que dans le voisinage de ce dernier les parois de l'estomac ou du duodénum fussent atteintes, c'est ce que paraissait indiquer l'aspect goudronneux des selles, observé de temps en temps.

Nous ne nous dissimulions pas que l'hémorrhagie, provenant d'un carcinome, n'est pas habituellement assez considérable pour colorer entièrement en noir les évacuations par la partie inférieure, et qu'en revanche elle est d'ordinaire plus persistante que dans ce cas particulier, où il y avait de longs intervalles entre les hémorrhagies.

Malgré l'emploi de la rhubarbe, de l'aloès, du chlorhydrate de fer, l'état du malade ne changea pas essentiellement pendant six semaines; seulement il maigrissait graduellement, tout en ayant un bon appétit et une alimentation succulente ; l'hémorrhagie intestinale ne revint pas, les selles furent argileuses, sans mélange de bile.

A partir du 15 mars, on remarque que la teinte ictérique de la peau s'affaiblit, sans qu'on trouve de bile dans les selles. La cause de ce changement paraît être dans l'augmentation de l'excrétion urinaire, qui s'est accrue du double pendant que ce liquide devenait plus clair. Un examen plus complet y démontra la présence d'une grande quantité de sucre; la densité varie de 1009 à 1018. A partir de ce moment l'urine fut examinée avec soin, et l'on obtint les résultats suivants :

Du 26 au 31 mars, la quantité d'urine varie entre 5,000 et 4,500 centimètres cubes.

Du 1er au 3 avril, elle varie entre 3,800 et 2,800 cc. La densité de cette urine pendant cette époque oscille entre 1019 et 1009,5. La quantité de sucre pour 100 varie, dans le même temps, de 1 à 3,80 (appareil de Soleil). L'urine du matin est la plus dense, elle contient de plus du pigment biliaire et beaucoup de mucus, constatation qualitative du sucre. Le malade prit de hautes doses d'opium pour combattre l'insomnie qui le tourmentait et les troubles de la diurèse ; pour entretenir les garde-robes, on administra en même temps de l'extrait aqueux d'aloès uni au fer. On insista avec prudence sur le régime animal.

Vogel, qui était du reste tranquille et réfléchi, trouva ce changement de régime insupportable, et pour ce motif, il exigea sa sortie le 2 avril. La distension de la vésicule biliaire, la tumeur dure située à côté et à gauche, le volume du foie, n'avaient subi aucune modification depuis l'entrée du malade.

Dès le 10, il revint dans un état notablement empiré ; sa figure était pâle et ses traits altérés ; des évacuations fréquentes de mucus, de sang et de flocons de matière fibrineuse, avec un ténesme pénible, l'avaient affaibli ; pouls mou à 64, extrémités froides, inappétence complète, propension à la somnolence, réponses lentes.

Du 7 au 8, il rendit 2500 cc.b. d'urine, dont la plus dense pesait 1008, la moins dense 1005. Elle avait une réaction acide, contenait du pigment biliaire, mais pas de traces de sucre.

La quantité rendue du 8 au 9, était de 2,000 cc.; son poids spécifique variait de 1008 à 1006, et elle ne contenait également pas de sucre. Les lavements au nitrate d'argent et à l'opium, à l'intérieur, la teinture de quinquina mêlée avec l'éther, le vin, les bouillons et d'autres analeptiques ne purent arrêter la dysentérie et l'épuisement. La mort arriva le 9 avril à 1 heure du matin.

Autopsie. — Dix heures après la mort.

Le cadavre présente une teinte ictérique médiocrement prononcée, pas d'œdème ; dure-mère colorée en jaune ; pie-mère modérément congestionnée, ainsi que la substance cérébrale qui est un peu ramollie dans la voûte, les tubercules quadrijumeaux, le pont de Varole et le plancher du quatrième ventricule. Dans la substance du pont de Varole on trouve de nombreux amas de pigment d'un rouge brun, comme des restes d'apoplexies capillaires. La muqueuse de la bouche, du pharynx et de l'œsophage est jaune, celle du larynx et des conduits aériens faiblement injectée ; le sommet du poumon gauche contient d'anciennes infiltrations tuberculeuses, entourées d'un tissu condensé et farci de pigment ; on y rencontre, en outre, des parties emphysémateuses ; le lobe inférieur est infiltré par hypostase. Le poumon droit renferme également quelques agglomérations tuberculeuses grosses comme des haricots.

Dans le péricarde, on trouve 5 onces d'un liquide couleur de bile, riche en albumine. Ce liquide, peu après son extraction, donne naissance à un coagulum considérable de matière fibrineuse. Le pigmen biliaire s'y trouve en grande quantité ; on ne peut y démontrer la présence du sucre et des acides de la bile, ni directement, ni dans l'extrait alcoolique du résidu desséché. Les deux côtés du cœur contiennent des caillots fibrineux fermes ; le tissu musculaire et l'appareil valvulaire sont à l'état normal.

La cavité péritonéale contient 1 livre 1/2 de liquide plus pâle que celui du péricarde ; ce liquide est troublé par des flocons purulents ; il donne la réaction de la matière colorante de la bile, quoique plus faiblement que l'épanchement du péricarde ; l'expérience de Pettenkofer donne un résultat positif, celle de Trommer un résultat négatif.

La rate est adhérente à l'arc du côlon, son volume est normal (longueur, 4 pouces trois quarts ; largeur, 3 pouces ; épaisseur, trois quarts de pouce) ; sa capsule est opaque, son parenchyme mou, modérément congestionné.

Le foie descend plus bas qu'à l'ordinaire ; le bord antérieur du lobe gauche se trouve à 3 pouces et demi au-dessous du sommet de l'appendice xiphoïde, celui du lobe droit dépasse de 2 cent. les cartilage des huitième et neuvième côtes ; la pointe de la vésicule biliaire descend encore largement 1 pouce plus bas ; le bord de la vésicule est éloigné de 2 pouces et demi de la ligne médiane.

Le volume de l'organe n'est pas changé ; ses bords sont tranchants, sa surface lisse ; la vésicule est énormément distendue, elle contient environ 11 onces de bile trouble, d'un brun noir, dans laquelle on voit briller un grand nombre de paillettes de cholestérine, grosses et notablement épaisses; il n'y a pas d'albumine. Les voies biliaires sont toutes considérablement dilatées, au point qu'on y sent la fluctuation, à beaucoup d'endroits, sur la surface du foie. Leur membrane muqueuse a perdu son épithélium cylindrique et est revêtu d'un épithélium pavimenteux, qui a subi en partie la dégénérescence graisseuse. Le parenchyme du foie est très-humide, imbibé de bile verte, modérément congestionné, d'une consistance un peu amoindrie. L'appareil vasculaire ne présente rien d'anormal ; le contour de la veine porte mesure 4 cent. Les cellules hépatiques sont en partie d'un pâleur remarquable, et le plus souvent ne contiennent pas de graisse ; une partie est complétement remplie d'une matière de couleur jaune orangée éclatante, ou renferme de petits amas de pigment grenu, brun ou vert ; un petit nombre seulement contient des petites gouttelettes de graisse, nulle part confluentes. On ne trouve que de très-faibles quantités de leucine et de tyrosine dans le parenchyme du foie ; il n'y a pas de traces de sucre.

L'estomac est très-contracté, sa membrane interne recouverte de mucosités grisâtres visqueuses ; la tunique musculeuse du pylore est épaissie et enchevêtrée avec le produit de nouvelle formation qui du pancréas arrive jusqu'à elle. Le duodénum est revêtu d'une couche épaisse de mucus blanchâtre ; sa membrane interne et boursouflée est d'un gris sale. Le point correspondant à l'orifice du canal cholédoque et de Wirsung proémine sous forme d'une papille blanche, solide. Il n'y a nulle part d'ulcération. La tête du pancréas est infiltrée d'une substance fongueuse, grise, ramollie par places, et étroitement unie aux parois du duodénum. Dans l'intérieur de la masse cancéreuse on voit des cavités, en forme de kystes, dépendant du canal de Wirsung, avec des parois érodées et un contenu muqueux incolore. Ce qui a été épargné du pancréas est atrophié ; le canal de Wirsung, considérablement distendu, présente de nombreuses cellules séparées par des saillies valvulaires et remplies de produits de sécrétion. On peut recueillir à peu près une drachme et demie de ce produit. Le liquide trouble se coagule en partie au contact de l'air; le coagulum consiste en globules brillants, gélatineux, et, sous le microscope, on y voit des cellules semblables aux corpuscules du pus, présentant en partie la dégénérescence graisseuse, enveloppées d'une masse grise striée. La réaction est faiblement alcaline; le produit filtré, après addition d'eau, ne donne aucun précipité par l'ébullition. L'acide nitrique, ainsi que l'acide acétique, y déterminent un trouble évident ; le précipité, formé par ce dernier, se redissout en partie dans un excès du réactif; rien d'anormal dans l'intestin grêle. A partir de la valvule iléo-cæcale commencent une teinte rouge et un gonflement de la muqueuse qui augmentent d'intensité à mesure qu'on avance vers le rectum ; la muqueuse de cet intestin, veloutée et d'un rouge foncé, est couverte d'un liquide visqueux teint de sang ; on n'y trouve pas de pertes de substance profondes. Le microscope ne révèle rien d'anormal dans le sang de la veine porte, des veines de la rate et du foie. Les reins ont leur volume normal, une surface lisse et sont modérément congestionnés ; leur structure fine est parfaitement intacte, on observe seulement une faible coloration ictérique de l'épithélium glandulaire. La vessie contient une grande quantité d'urine, dans laquelle on trouve du pigment biliaire, mais pas de sucre.

OBS. XV. — Diabète maigre, à marche rapide. (Service de M. Lancereaux, hôpital de la Pitié, salle Sainte-Marthe, n° 20.)

X..., 35 ans, sabotier, habite dans les Ardennes.

A toujours été bien portant. Pas d'antécédents héréditaires ni personnels. Il n'y a ni goutte, ni rhumatisme, ni obésité dans sa famille. Il a un frère qui porte quelques traces de scrofule ; une sœur en bonne santé. Il a un fils de 10 ans, bien portant. Son hygiène est excellente, il habite un pays très-sain.

En novembre 1877, sans aucun phénomène prodromique, il est pris soudain d'une soif immodérée et d'un appétit dévorant. Il éprouve ensuite une sensation de brûlure à l'épigastre, et de renvois de gaz fétides. Bientôt ses forces s'affaiblissent, à ce point qu'en février 1878 il ne peut continuer sa profession ; à cette époque, tout désir vénérien a disparu et il ne peut plus accomplir l'acte génital. Ses facultés intellectuelles suivent la même marche décroissante : autrefois il aimait à lire et maintenant il ne le peut plus ; son caractère devient triste, il est sans cesse de mauvaise humeur. A son entrée à l'hôpital (15 oct. 1878), il est très-amaigri et très-faible. Les urines rendues sont de 7 litres d'abord, puis de 10 et même de 14 (janvier) ; la densité oscille entre 1030 et 1040 ; la quantité de sucre varie de 75 à 80 grammes par litre ; l'urée est de 8 à 10 grammes. Son poids, qui était de 60 kilogr. avant sa maladie, est tombé à 53 kilogr. Diarrhée peu abondante, quelques coliques. Selles sans caractère spécial. Les autres organes sont sains. Traitement : pancréatine, 2 à 3 grammes, alimentation azotée et surtout du vin.

En mai 1878, il prend chaque jour : pancréatine 2 gr., vin de kina 124 gr., Bagnols 250, vin ordinaire une bouteille, potion de Tood, café 250, tisane commune 6 litres environ. Aliments solides : pain 350, viande 540, et légumes deux portions de l'hôpital.

Il urine 6 à 7 litres par jour. Le 21 mai, chaque litre d'urine contient 83 gr. de sucre; le 24 mai 87 gr. et le 26 mai 88 gr., c'est-à-dire qu'il fabrique environ 600 gr. de sucre par jour, tandis qu'au début on en a trouvé jusqu'à 900 gr.

Les digestions sont bonnes ; selles rarement moulées et fétides, sans matière grasse. Pupilles dilatées ; les cheveux tombent, les dents et les gencives sont normales. Peau sèche, rugueuse, légèrement écailleuse ; les extrémités sont froides, un peu cyanosées. Pas de tumeur à l'épigastre.

Le poids reste à 53 kilogr. comme à son entrée. Exeat.

En raison du début brusque du diabète, de sa marche rapide, des doses considérables de sucre et d'urée, M. Lancereaux a diagnostiqué une atrophie du pancréas, parce que ces symptômes sont de tout point identiques à ceux qu'ont présentés les diabétiques dont il a fait l'autopsie (voir page 70). Il en a été de même dans l'observation suivante.

Observation XVI.

B..., 40 ans, cultivateur, habite dans les Ardennes un village très-sain.

Sa mère est bien portante, son père est atteint de rhumatisme chronique.

En 1878, il fut atteint, en janvier, d'un hoquet qui persista pendant trois ou quatre jours. Quelques semaines après, il eut des troubles de la vision. Ni douleur, ni vomissement. En mars, la soif (polydipsie) survient presque brusquement, et très-intense d'emblée. Il urine environ 4 litres. La faim n'a jamais été très-considérable. Les forces génésiques ont diminué depuis le début; amaigrissement notable depuis deux à trois mois.

Il a gagné 10 livres au début du traitement (de 128 à 138); aujourd'hui il pèse 115 livres environ (30 août 1878).

Grand, maigre, portant encore les traces d'une constitution robuste. Il digère parfaitement mais il boit énormément; ses urines très-abondantes contiennent 49 grammes de sucre par litre. A l'examen ophthalmoscopique, Galezowski constate une atrophie des papilles. Ses forces physiques ont baissé considérablement, ses fonctions génésiques ont totalement disparu. Il est allé à Vichy, il y a deux ans, et sans aucun résultat satisfaisant. M. Lancereaux ordonne : lait, fromages, œufs, viandes, jambon, lard, grogs à l'eau-de-vie, bon cognac, bière, poisson. Ablutions alcoolisées chaque matin. S'abstenir de fruits, de pain, de pommes de terre, de melon, radis, choux.

Pancréatine Defresne ; bicarbonate de soude, bromure de potassium.

Le malade est mort trois semaines après.

CONCLUSIONS.

1. Le diabète sucré est parfois l'expression symptomatique de lésions du pancréas, qui aboutissent toujours à l'atrophie.

2. Cette altération est tantôt primitive, tantôt consécutive à la présence de calculs, à la compression des canaux par un néoplasme. Dans tous les cas, il paraît y avoir abolition totale de la fonction du pancréas.

3. Cette suppression de la digestion pancréatique se révèle par des symptômes spéciaux de diabète maigre. Il débute brusquement par de la polydipsie, de la polyurie, de la polyphagie et une glycosurie très-abondante. Il a pour conséquences un amaigrissement progressif, et la perte croissante des forces physiques, génésiques et intellectuelles.

4. Son évolution est rapide : il atteint son maximum en quelques mois et aboutit fatalement à la mort en deux ou trois ans.

5. Sa marche est en général hâtée par des lésions caséeuses des poumons. Il se complique fréquemment d'évacuations alvines graisseuses. A l'autopsie on trouve souvent une hypertrophie des glandes stomacales et duodénales.

6. La physiologie pathologique démontre que, lorsque les substances féculentes ne subissent pas l'action préalable du suc pancréatique, elles ne se transforment pas dans le foie en glycogène ; le sucre s'accumule alors dans le sang et est éliminé par les reins. La glycosurie passe à l'état permanent et constitue le diabète sucré.

7. Le traitement a les indications générales de tout diabète, et des indications spéciales. Il faut suppléer à la digestion pancréatique par des digestions artificielles (pancréatine, pancréas de veau) et nourrir les malades d'aliments dont la digestion s'opère dans l'estomac.

Paris. — A. PARENT, imprimeur de la Faculté de Médecine, rue M.-le-Prince, 29-31.

Paris — A. PARENT, imp. de la Faculté de Médecine, r. M.-le-Prince, 29-31.

www.ingramcontent.com/pod-product-compliance
Ingram Content Group UK Ltd.
Pitfield, Milton Keynes, MK11 3LW, UK
UKHW020329250726
13967UKWH00004B/1929